AF289353

Dipl. Psychologin
Svitlana Regittnig

Der

Venus-Code

**Eine Privatsammlung
einmaliger und außergewöhnlicher
intimer Übungen – speziell für Frauen.**

Wecken Sie Ihre innere Strahlkraft!

Übersetzung aus dem Russischen:
PD Dr. Björn Seidel-Dreffke

amadeus-verlag.com

Copyright © 2017 by
Amadeus Verlag GmbH & Co. KG
Birkenweg 4
74576 Fichtenau
Fax: 07962-710263
www.amadeus-verlag.com
Email: amadeus@amadeus-verlag.com

Druck:
CPI – Ebner & Spiegel, Ulm
Satz und Layout:
Jan Udo Holey
Umschlaggestaltung:
Amadeus Holey

ISBN 978-3-938656-39-6

*Dieses Buch widme ich
allen Frauen dieser Welt.*

INHALTSVERZEICHNIS

TEIL 1 – EINFÜHRUNG

Kapitel 1

Kapitel 2

Kapitel 3

TEIL 2 – VORBEREITENDE PRAKTISCHE ÜBUNGEN

Kapitel 1

Kapitel 2

TEIL 3 – TECHNIKEN UND ÜBUNGEN

Kapitel 1

*Irgendwo zwischen dem Guten und dem Übel
gibt es einen zauberhaften Garten.
Dort lebt die Liebe und der Überfluss.*

*Folgen Sie mir,
ich zeige Ihnen den Weg!*

Vorwort der Autorin

Viele meiner speziellen Trainingsangebote für Frauen, die ich schon seit vielen Jahren in Russland und den Ländern Westeuropas durchführe, nenne ich zusammengefasst den *Venus-Code*. Und dies sollte auch der Titel für mein erstes Buch sein.

Seit langer Zeit verspreche ich nun schon meinen Klientinnen, ein ganz spezielles Buch zum Thema „weibliche Sexualenergie" zu schreiben, in welchem die alte geheime Kunst des Ostens genau beschrieben ist. Nun freue ich mich, mit diesem Buch mein Versprechen endlich einlösen zu können. Hinzu kommt, dass ich während meines zweijährigen Aufenthalts in China mein Wissen und meine praktischen Kenntnisse über dieses Thema bedeutend erweitern konnte. Meine private Sammlung von Geheimnissen, die sich um Themen wie **Liebe**, **Jugend**, **Schönheit** und **Erfolg** ranken, wurde nun durch neue, sehr interessante Praktiken bereichert. Ich bin mir sicher, dass jede Frau diese Geheimnisse kennenlernen möchte und sie zu ihrem eigenen Wohl und zum Wohle ihrer Nächsten nutzen wird.

Wir Frauen sind von Natur aus nun mal die Bewahrerinnen des geheimen Wissens und wir sind die Quelle des Gedeihens – und dies nicht nur für Männer und Kinder. Darüber und über vieles mehr werde ich nachfolgend berichten. Und wir werden uns genügend Zeit nehmen, um diesen Geheimnissen auf den Grund zu gehen…

Was versteht man unter *sexueller Energie*? Wieso ist diese für eine Frau so wichtig? Wie kann man seine sexuelle Energie steuern, um ein Leben lang Gesundheit und Jugendlichkeit zu bewahren? Wie wird man zu einer „besonderen" Frau? Was kann man tun, um die eigene natürliche Schönheit und Weiblichkeit zu erhalten, um anziehend zu wirken und verführerisch? Was sollte man alles beherrschen, um eine innere Balance zu erzielen und gleichzeitig ein harmonisches Verhältnis zu seiner Umgebung zu haben? Wie muss man sich verhalten, um vom eigenen Mann geliebt und nie verlassen zu werden? Wie findet man seinen eigenen, einzigartigen Lebensweg? Wie kann man den eigenen

Stern der Vorsehung finden? Wie kann man seine natürlichen Fähigkeiten aktivieren und diese richtig nutzen? Wie manifestiert man jene Lebensereignisse, die man sich wünscht? Was muss man tun, damit sich die eigenen Tore des Erfolgs öffnen und wie kann man das eigene Leben besser, effektiver und interessanter gestalten?

Antworten auf diese Fragen und weitere, interessante Informationen finden Sie auf den nachfolgenden Seiten.

Ich habe es aus Liebe und Dankbarkeit meinen irdischen und himmlischen Lehrern gegenüber geschrieben und verneige mich in wahrer sowie tief empfundener Hochachtung vor dem ewigen Wissen unserer Vorfahren. Ich habe dieses Buch außerdem verfasst, um Ihnen, liebe Leserin, zu helfen. Und glauben Sie mir, es waren höhere Mächte, die Sie zu diesem Buch geführt haben. Ich habe die himmlischen Lehrer darum gebeten, nur jenen Menschen den Weg zu meinem Buch zu weisen, die dessen tatsächlich bedürfen und denen es auf jeden Fall helfen wird.

Nun wünsche ich Ihnen viel Vergnügen beim Lesen und ein wunderbares Erleben dieses Zauberbuches. Möge mit jeder gelesenen Seite Ihr Leben immer besser werden!

In Liebe

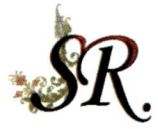

Sakrale Kunst

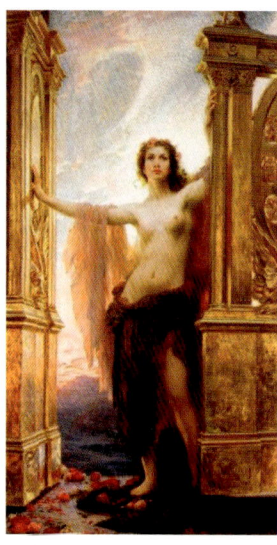

Frau!
Eine riesige Kraft ist in Dir verborgen.
Diese zu entdecken,
ist Deine Bestimmung!

Abb. 1: Die Venus als Sinn-
bild der weiblichen Erotik

Gemäß einer statistischen Erhebung sind 75% der schönsten Frauen allein und erfolglos. Im Gegensatz dazu gibt es viele Beispiele aus der Geschichte und der Gegenwart, die davon zeugen, dass viele Frauen, die
nicht einmal besonders schön waren (manchmal war das Gegenteil der
Fall), die besten und erfolgreichsten Männer ihrer Zeit verführen konnten und zu den Gipfeln des Erfolgs, Reichtums und sogar zu Weltruhm
gelangten.

Die z.B. allen bekannte Kleopatra wird zwar in Filmen immer von
den schönsten Schauspielerinnen der Welt dargestellt, in Wahrheit aber
war die Schönheit der besten Verführerin aller Zeiten nie mehr als die
Phantasie der Regisseure. Denn als Wissenschaftler nun das wahre Äußere von Kleopatra im 3D-Format mittels Computertechnik rekon-
struierten (auf Grundlage von Originalskulpturen, Zeichnungen und
Münzprägungen mit ihrem Konterfei), erschien plötzlich auf dem Bild-
schirm das Bildnis einer Frau mit recht groben, männlichen Merkmalen

und sehr harten Gesichtszügen. So hätte man sich Kleopatra wohl kaum vorgestellt…

Und welchen Schock hatten die Menschen in England wohl zu verarbeiten, als ihr König von einer zweimal geschiedenen und nicht mehr wirklich jungen, exzentrischen Amerikanerin verführt wurde, die dazu noch nicht einmal hübsch war. So wurde die Liebe zwischen dem englischen König Edward VIII. und Wallis Simpson augenblicklich zu einer sich weltweit verbreitenden Legende. Als der König nämlich begriff, dass seine Familie und das Parlament es unter keinen Umständen gestatten würden, Wallis Simpson offiziell zu heiraten, verzichtete er auf den Thron. Egal, womit man ihn auch bedrohte und was auch immer man ihm wegnahm (man verbot ihm sogar, in England zu leben) – er ließ seine Geliebte niemals im Stich. Doch nicht nur das, er hatte wohl nie bemerkt, dass sie nicht wirklich schön war. Im Jahre 1937 heiratete er sie (er musste ein Jahr warten, bevor Wallis von ihrem zweiten Mann geschieden war) und verbrachte mit ihr sein Leben. Die Personen, welche beide persönlich kannten, bezeugten, dass Edward VIII. nicht nur in sie verliebt, sondern komplett von ihr besessen war.

Was meinen Sie, was könnte Wallis Simpson Besonderes an sich gehabt haben, dass der König es vorzog, den Thron, die Familie, das Land, seine gesamten Privilegien und unermesslichen Reichtümer aufzugeben, inklusive die Achtung seines Volkes, nur um mit ihr zusammen zu sein? Und dies alles ungeachtet dessen, dass sich um Edward VIII. (immerhin der damalige begehrteste Junggeselle Englands!) immer eine riesige Anzahl junger und schöner Frauen drängte.

Was ist das für ein Spiel? Warum erlangen die einen Frauen Zugang zur Liebe, zu Reichtum, Erfolg und Glück und die anderen nicht? In China behauptet man, dass dies mit der sexuellen Energie der Frauen zu tun habe. Bei manchen Frauen ist sie im Überfluss vorhanden und bei anderen liegt dagegen ein chronisches Defizit vor. Vor mehr als tausend Jahren wussten die chinesischen Weisen bereits, dass jede Frau von Natur aus über die Fähigkeit verfügt, eine besondere Energie zu erzeugen, und zwar das *Ying* (die sexuelle Energie). Gemäß ihren Qualitäten und

Möglichkeiten übersteigt sie die anderen bekannten Energien – die männliche Sexualenergie inklusive – um ein Vielfaches, sodass die alten Weisen sie als Lebenselixier bezeichneten. Insgesamt gesehen übertrifft eine Frau auch auf der energetischen Ebene den Mann so, *„wie das Wasser das Feuer bezwingt"*.

Das Problem besteht nun darin, ob die Frau dazu in der Lage ist, diese sexuelle Energie zu steuern, sie zu bewahren, zu vervielfältigen und sie dann so an die Welt abzugeben, dass sie zu ihr als materialisierter Erfolg und Wohlstand zurückkehrt. Und genau so ist es gemeint: materialisiert. Denn eine der Erscheinungsformen der weiblichen Sexualenergie sind Geld und materieller Wohlstand. Jede Frau verfügt von Geburt an über ein bestimmtes Reservoir an sexueller Energie und auch über die Fähigkeit, diese zu entwickeln. Doch aufgrund des Fehlens von Wissen und bestimmter Fertigkeiten versiegt diese Quelle bei vielen Frauen recht schnell, und die natürliche Fähigkeit sie zu steuern, geht verloren. In bestimmtem Umfang wird sexuelle Energie auch noch weiter erzeugt, aber sie wird auch recht schnell verbraucht, ohne dass eine Frau dabei Glück „erarbeiten" kann.

Man nimmt an, dass der Hauptverlust an sexueller Energie bei den Frauen während der Menstruation, bei Stress und emotionalen Unruhezuständen stattfindet. Früher hat man deshalb in östlichen Ländern die Mädchen von frühester Jugend an in speziellen Techniken geschult, die dazu beitrugen, diesen natürlichen Schatz zu bewahren und zu vervollkommnen. Es ist eine Eigenschaft der weiblichen Natur, dass diese Energie ständig abgegeben wird, und zwar an die Kinder, den Mann, die alternden Eltern und auch an alle Männer, mit denen eine Frau sexuell verkehrte. Ein Mann, der auch nur einmal mit einer Frau sexuellen Kontakt hatte, wird noch weitere sieben Jahren von ihr Energie abziehen können.

Ohne spezielles Wissen und Praktiken ist die Mehrheit der Frauen jedoch dazu verdammt, früh zu altern und an Krankheiten zu leiden. Gleichzeitig ist die sexuelle Energie die einzige Energie, die eine Frau gemäß ihrem Willen vergrößern und sie auch ein Leben lang vervollständigen kann. So kann sie auch ihre Gesundheit, ihren materiellen Wohlstand und Erfolg vermehren. Eine stark entwickelte sexuelle Energie trägt zudem zur Bewahrung der Jugendlichkeit, der Schönheit und sexuellen Anziehungskraft der Frau bei – und das für viele, viele Jahre.

Den größten Erfolg bei Männern erzielen jene Frauen, die einen erhöhten Vorrat an sexueller Energie aufweisen. So lange eine Frau angefüllt ist mit sexueller Energie, werden sie von Männern geliebt, beschützt und sie werden ihr treu bleiben. Im Gegensatz dazu trägt das Defizit sexueller Energie bei den Frauen dazu bei, dass der Mann auf unbewusster Ebene eine neue Quelle in Gestalt einer anderen Frau sucht, die ihn mit jenem begehrten Lebenselixier erfüllen kann. Dies ist ein Hauptgrund für die Untreue des Mannes! Auch wenn es vielleicht dem einen oder anderen erstaunlich erscheint, aber für Männer ist die sexuelle Energie der Frau eine Lebensnotwendigkeit – die Quelle von Gesundheit und Erfolg in der Gesellschaft.

Denkt daran, dass hinter jedem erfolgreichem Mann (ungeachtet welcher sexuellen Orientierung er anhängt) immer eine Frau steht, deren Energie ihm dazu verhilft. Zuerst ist es die Energie der Mutter und dann die Energie einer Frau, die ihn begleitet. Ohne die sexuelle Energie der Frau kann ein Mann nicht vollkommen (glücklich) leben.

Die weibliche Sexualenergie ist ein unsichtbarer, aber realer Energiestrom, der von den kosmischen Rhythmen beeinflusst wird. Die Welt wurde durch die weibliche Energie erschaffen, was bedeutet, dass in allem, was geschieht, die Frau die Schlüsselrolle spielt. Das ist ein Gesetz. Das Wissen darüber, wie man die weibliche Sexualenergie entwickeln und steuern kann, ist schon tausende von Jahren alt. Ursprünglich geht dieses Wissen auf die Praktiken besonderer weiblicher Kasten zurück: die Magierinnen, die Schamaninnen, die Priesterinnen, die taoistischen Nonnen, die Weißen Tigerinnen, die östlichen Herrscherinnen, die Geishas und die slawischen Beregini…

Die Methoden, die diese Frauen hierbei praktisch ausübten, konnten unterschiedliche Bezeichnungen haben, sie konnten in ihren technischen Ausführungen voneinander abweichen oder auch im Begreifen ihres Sinns, aber eines hatten sie immer gemeinsam: man konnte die eigene sexuelle Energie bewahren, vervielfältigen und vervollkommnen. Und zwar nur dadurch, dass man die intimen Muskeln bewusst steuerte. So gesehen waren alle diese Frauen mit der Kunst der intimen Gymnastik vertraut.

Jene Frauen, welche diese geheime Kunst vollkommen beherrschten, bewahrten bis zum Ende ihres Lebens eine ausgezeichnete Gesundheit, Klarheit des Verstandes und einen wunderschönen Körper. Ihre Jugendlichkeit nahm im Grunde genommen niemals ab. In jedem Alter verfügten sie über Sexappeal und Anziehungskraft und die Männer verzehrten sich nach ihnen. Diese Frauen beklagten sich niemals über das Leben, da sie es selbst in der Hand hielten.

Die Kunst der intimen Gymnastik ist das älteste und stärkste Instrument, um in einer Frau sexuelle Energie zu entfachen und zu entwickeln. Es ist eine ganz besondere Kraft und Fähigkeit, die gewünschten Lebensereignisse zu materialisieren, damit diese Wirklichkeit werden. Je stärker die sexuelle Energie bei einer Frau ist und je stärker ihre weibliche Kraft dadurch ausgeprägt ist, umso interessanter, klarer und grandioser wird sich ihr Leben gestalten!

Es ist ein echtes Wunder, dass dieses einzigartige alte Wissen nicht in den Labyrinthen der Vergangenheit verloren gegangen ist und uns bis heute überliefert wurde. Gleichzeitig zeugt dies von der Kraft der intimen Gymnastik. Der Umstand, dass dieses Wissen unter den Bedingungen der ausschließlich mündlichen Weitergabe und strengster Geheimhaltung über die Jahrtausende überlebt hat, ist der beste Beweis, dass es funktioniert.

Basierend auf den alten Methoden unserer Vorfahren vereint die moderne intime Gymnastik alle progressiven Technologien in Biomechanik, Psychologie und Medizin. Dabei geht es nicht nur um physische Übungen).

Die Kunst der modernen intimen Gymnastik für Frauen ist ein einzigartiger Komplex spezieller alter und moderner psychoenergetischer, atemtechnischer, physischer und meditativer Techniken. Diese bewirken die Wiederherstellung und Bewahrung der weiblichen Gesundheit, ausgerichtet auf Jugendlichkeit, Aktivität, Weiblichkeit, Sexualität und Anziehungskraft – und das in jedem Alter! Denn ungeachtet der ursprünglichen Kompliziertheit ist die intime Gymnastik jeder Frau jeden Alters zugänglich. Ich habe Klientinnen, die nur etwas älter als siebzehn Jahre sind, und andere, die schon ihr siebzigstes Lebensjahr überschritten haben. Eine positive Transformation vollzieht sich bei allen Frauen – auf der physischen, psychoenergetischen, psychologischen, sozialen und geistigen Ebene.

Wahrscheinlich haben heutzutage bereits viele Frauen schon einmal etwas über intime Gymnastik gehört, aber die wenigsten werden sie richtig durchführen können. Und noch weniger sind sie in der Lage, die Techniken der alten sakralen, intimen Gymnastik vollständig zu beherrschen. Die wirklich grundlegenden, praktischen Schlüsseltechniken, sind nämlich Geheimnisse mit sieben Siegeln!

Über eine lange Zeit waren die Materialien dieses Buches und meine eigenen geheimen Ausarbeitungen nur einem speziellen, vertraulichen Kreis meiner Klientinnen zugänglich. Solch ein Wissen sollte jedoch nicht nur einer kleinen Menschengruppe allein gehören. Ein Wissen, das dazu beitragen kann, jedes Problem zu heilen, sollte jeder Frau zugänglich gemacht werden. Um Ihnen dieses Wissen optimal zu übermitteln und zu garantieren, dass die gesamte Tiefe der intimen Gymnastik erfasst werden kann, genauso wie die mit der sexuellen Energie verbundenen Möglichkeiten, habe ich dieses Buch in drei Teile aufgeteilt:

Der erste Teil beinhaltet eine Einführung. Hier erfahren Sie die sehr interessante Geschichte eines chinesischen Frauenklans und deren geheime Kunst. Vielleicht hätte ohne diesen Klan nie jemand von der intimen Gymnastik und der geheimen Kraft der Frauen erfahren.

Sie werden erfahren, was sexuelle Energie eigentlich ist, wie sie auf andere Menschen wirkt und welche Bedeutung sie für Sie persönlich hat.

Der zweite Teil des Buches ist der notwendigen Vorbereitung auf die Praxis der intimen Gymnastik gewidmet, nämlich der Vorbereitung auf der physischen und der psychoenergetischen Ebene.

Die sexuelle Energie an sich ist neutral, aber sie hat die Eigenschaft, alles zu vervielfältigen, was sich in dem jeweiligen Augenblick in dem Menschen befindet. Dazu gehören emotionale Zustände, Gefühle, dominierende Gedanken, verschiedene Arten an mentalen Regungen, bewusste und unbewusste Ängste. Wenn diese Kraft aktiviert ist, kann die sexuelle Energie diese nicht nur erhöhen, sondern auch in reale Lebensereignisse umwandeln. Daher gibt es spezielle Methoden, um den Geist zur Ruhe zu bringen und einen harmonischen emotionalen Zustand zu erzeugen, um weder sich, noch anderen zu schaden. Für einen Großteil der Frauen ist es ebenso notwendig, den Körper physisch auf die intime Gymnastik vorzubereiten. Ja, ja, wundern Sie sich nicht! Dafür gibt es sehr ernste Gründe, die ich später erläutern werde. Hinzu kommen die wichtigen vorbereitenden Methoden.

Ich bin davon überzeugt, dass Sie hier viel Neues und Nützliches für sich entdecken werden.

Der dritte Teil ist die direkte Praxis der Aktivierung, der Anhäufung und Bewahrung der sexuellen Energie. Dazu kommen noch spezielle Übungen für die Gesunderhaltung, Jugendlichkeit, Schönheit und auch mentale Ausrichtungen. Folgen Sie den Instruktionen – und alles kann Ihnen gelingen!

In diesem Teil betrachten wir auch die Entwicklung der sexuellen Energie – Sie sollen ja auf jeden Fall wissen, wie Ihre Perspektiven aussehen.

Zum Abschluss mache ich Ihnen noch ein Geschenk – die *Zauberformel des Erfolgs*.

Alle Methoden, die ich in diesem Buch beschreibe, sind sehr wertvoll und sie haben ihre eigene Geschichte. Je mehr Sie sich diese nach und nach aneignen, desto mehr werden Sie auch bald damit beginnen können, Ihre eigene Geschichte zu schreiben – die neue, schöne und glückliche Geschichte Ihres eigenen Lebens, vielleicht eines Lebens, von dem Sie jetzt noch nicht mal zu träumen wagen...

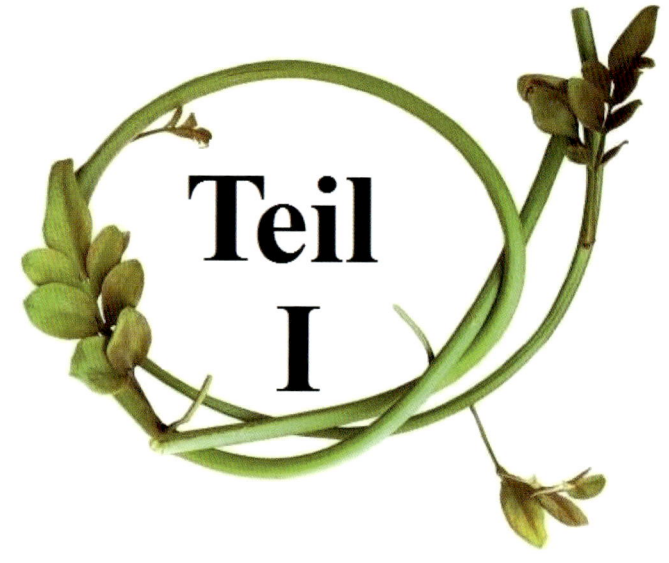

Teil I

Einführung

Es ist leicht,
etwas zu verlieren,
ohne darüber nachzudenken.

Es ist schwieriger,
es wiederzufinden und zu begreifen,
warum man es verloren hat.

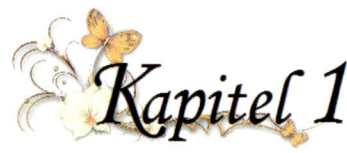

Kapitel 1

Der gelbe Kaiser *oder* wie alles begann...

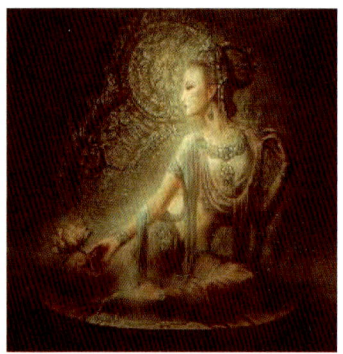

Cherchez la femme.
Sucht die Frau.

Abb. 2: Chinesische Schönheit

Viele Menschen sind bis heute davon überzeugt, dass sich Männer die Techniken, die der Vervollkommnung der sexuellen Energie gelten, ausgedacht haben. Ich denke, dass dies damit zu tun hat, dass eine der bekanntesten Methoden der intimen Gymnastik das System der sexuellen Praktiken ist, welches von den alten taoistischen Mönchen entwickelt wurde. Auch Bücher über die sexuelle Energie haben zu Beginn ausschließlich Männer geschrieben. Hieraus ergab sich wohl die Überzeugung, dass die intime Gymnastik von Männern – den alten Taoisten – ausgedacht wurde. Doch dies ist keineswegs der Fall!

Sexuelle Praktiken, die auch die intime Gymnastik betreffen, waren schon lange vor dem Aufkommen des Taoismus bekannt. So war es z.B. in der weiblichen schamanischen und priesterlichen Kultur des Alten Ägyptens, des Alten Indiens, des Alten Mexikos und des Alten Chinas der Fall. Was das Alte China betrifft, so wurden dort die taoistischen Sexualpraktiken, welche die Vorläufer der modernen intimen Gymnastik sind, im alten schamanistischen Klan „*Wu*" geboren. Alte Chroniken, welche das erste Mal die Existenz eines solchen Klans bezeugen, stammen aus dem 3. Jahrhundert vor Christus. Darin wird berichtet, dass die Mitglieder dieses Klans in den Hochgebirgen lebten und einen vor der Öffentlichkeit weitestgehend verborgenen Lebensstil pflegten. Sie versuchten außerdem, so selten wie möglich in Kontakt mit der „weiten Welt" zu kommen.

Man erzählt sich auch, dass die Frauen aus dem Klan „*Wu*" immer sehr schön gewesen seien und ihre Jugendlichkeit und unwiderstehliche sexuelle Anziehungskraft bis ins hohe Alter nicht verloren hätten, sondern ein Leben lang aufrechterhalten konnten. Darüber hinaus waren es für ihre Zeit sehr gebildete Damen. Die Frauen aus diesem Klan kannten sich gut mit Heilkräutern aus, waren gute Ärzte und sogar dazu in der Lage, plastische Operationen durchzuführen. Ihr geheimes Wissen hielten die Frauen des Wu-Klans streng unter Verschluss, sie fixierten nichts schriftlich und weihten auch niemanden aus der „großen weiten Welt" in ihre Geheimnisse ein. Das gesamte Wissen wurde ausschließlich mündlich weitergegeben – und zwar immer von der Mutter an die Töchter. Vielleicht hätte auch nie jemand dieses Geheimnis ihrer ewigen Jungend erfahren, wenn nicht Folgendes geschehen wäre: Eines Tages hörte der Gelbe Kaiser von den bezaubernden Frauen des Wu-Klans und er war sehr an deren Geheimnis ewiger Jugend interessiert. Der Kaiser selbst war schon älter und seine Kräfte verfielen zusehends. So befahl er, sofort die Hohepriesterinnen des Wu-Klans zu ihm bringen zu lassen. Natürlich wagten sich die Frauen gegenüber dem Kaiser nicht, ihr Wissen geheim zu halten – schließlich stand ihr Leben dabei auf dem Spiel. Sie berichteten ihm also von ihrem geheimen Wissen und wurden über sehr viele Jahre zu seinen Lehrerinnen und Ratgeberinnen. Die Legenden berichten, dass der Gelbe Kaiser, der den Rat-

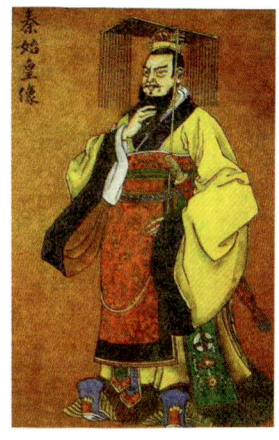

Abb. 3: Oberhaupt des Wu-Klans

schlägen der Frauen des Wu-Klans folgte, seine Gesundheit und Manneskraft zurück erhielt und noch ein sehr langes Leben hatte, angefüllt mit irdischen Lebensfreuden.

In einer anderen altchinesischen Chronik wird davon berichtet, dass genau dieser Huang Di (ein weiterer Name des Gelben Kaisers) der erste Begründer der taoistischen Sexualpraktiken im Alten China wurde. Die entsprechenden Manuskripte sind so aufgebaut, dass sich ein Wechselspiel aus Fragen und Antworten ergibt, das heißt, er stellte die Fragen und erhielt die Antworten von seinen drei ersten Ratgeberinnen. Dies waren die *Helle Jungfrau*, die *Dunkle Jungfrau* und *die Erlesene Jungfrau*. Das ist eine weitere Bestätigung, dass er sein Wissen über die geheime Kraft der speziellen Sexualpraktiken allein von Frauen erhielt. Der taoistische Text der Dynastie *Sun* (590-618 v. Chr.), *Sexuelle Anleitungen der Dunklen Jungfrau* und auch die altchinesischen Traktate *Ausgewähltes von der Hellen Jungfrau, Geheimnisse der Verborgenen Methoden von der Hellen Jungfrau, Sexuelle Rezepte der Hellen Jungfrau* waren in China lange Zeit die grundlegenden Bücher der taoistischen Sexualkunde.

Die Freundschaft zwischen den Frauen des Wu-Klans und dem Kaiser bestand bis zu den letzten Lebensminuten von Huang Di. Es sind alte chinesische Legenden überliefert, wonach der Gelbe Kaiser in das Himmelreich einging, nachdem er eine Liebesnacht mit hundert Jungfrauen aus dem Wu-Klan verbracht hatte, und dass dank der Kraft und Reinheit der Energie, welche diese ihm schenkten, seine Seele unsterblich wurde und in den Himmel stieg. Seit dieser Zeit begannen sich die geheimen Methoden der weiblichen Schamanen aus dem Wu-Klan auch unter den Männern zu verbreiten. Spätere Niederschriften, in denen über die Geschichte dieses Klans berichtet wird, sind zwischen 1600-600 vor Christus datiert (das ist ungefähr die Lebenszeit Buddhas). In ihnen wird beschrieben, dass man diesen Klan als eine Schule bezeichnete, in der nicht nur Frauen, sondern auch Männer unterrichtet wurden. Ungefähr aus derselben Zeit stammen Niederschriften über die *Tianshi dao-Schule*, welche sich auf dem Berg Long Chu Shan befand. Der Begründer dieser Schule wurde von der Idee beherrscht, in China einen neuen Menschentypus zu erschaffen – die *Übermenschen*. Grundlegende Stütze dieser Schule waren ebenfalls die sexuellen Praktiken der Frauen des schamanistischen Wu-Klans.

Es gibt noch eine weitere interessante Information über mögliche Wurzeln der intimen Gymnastik: Eine schriftliche Erwähnung der sexuellen Praktiken und auch der Lehre darüber wurde in der Grabstätte von *Mawangdui* gefunden (ungefähr 175 v.Chr.) Hier war die Frau des Prinzen aus dem Fürstengeschlecht der Han-Dynastie (185-165 v.Chr.) begraben, die das Gebiet beherrschten, welches identisch ist mit den heutigen Randgebieten der Stadt Changshu im nördlichen Teil der modernen Provinz Hunan in China. Neben einer Menge an Dingen, welche man der Gattin des Fürsten als Grabbeigaben mitgegeben hatte, fand man alte Texte, welche auf Bambustafeln und Seidenrollen aufgezeichnet waren. Darunter befanden sich auch neun Texte medizinischen Inhalts, worin beschrieben war, dass die Lebenskraft in den Geschlechtsorganen gespeichert wird und dass das Beten zu schamanischen Gottheiten noch keine Unsterblichkeit verleihen würde. Darin wurden ebenso spezielle gymnastische, sexuelle und meditative Praktiken empfohlen, die der Bewahrung der Lebenskraft bis ins hohe Alter dienen sollten.

Eine Version der Geschichte besagt, dass die in der Grabstätte aufgefundenen Lehren der priesterlichen Religion (welche damals in China dominierte), in der Folgezeit zu einer Grundlage der taoistischen Praktiken der „inneren Alchemie" wurde: die Entwicklung und Vervollkommnung der sexuellen Energie.

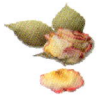

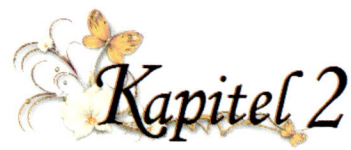

Was versteht man unter *sexueller Energie*?

Worum geht es in Ihrem Buch?
Es geht um sexuelle Energie.
Oh! Sie schreiben ein Buch über Sex!
Nein, ich schreibe ein Buch über die sexuelle Energie.
Ist das nicht ein- und dasselbe?

Die Gemeinsamkeit der Worte *sexuelle Energie* und *Sex* ist nur, dass sie dieselbe Wurzel haben – Sex. Damit ist die Ähnlichkeit ihrer Bedeutungen auch schon abgehandelt. Im modernen Verständnis drückt das Wort *sexuell* nicht richtig die Bezeichnung dieser Energie aus, die man im Taoismus als *Ying-Energie* bezeichnet. Im Westen weiß man größtenteils überhaupt nichts davon. Als ich während meines Aufenthalts in China mit Chinesen über sexuelle Energie gesprochen habe, um mehr Informationen für mein Buch zu sammeln, hat niemand von ihnen begriffen, wonach ich eigentlich fragte. Die Freunde meines Mannes – Doktoren, Professoren, darunter auch Spezialisten in traditioneller chinesischer Medizin – begriffen nicht, um welche Art Energie es mir dabei ging. Dieselbe Situation ergab sich auch mit anderen Gesprächspartnern (aus der Welt der Wissenschaft und ebenso mit Menschen „auf der Straße").

Die Chinesen sagten mir, dass sie noch nie etwas von dieser Energie gehört hätten. Und nur als ich sie erstaunt fragte: „*Warum? China ist doch die Wiege des Wissens über die Ying-Energie!*", antworteten sie: „*Ah! Ying. Aber wieso bezeichnen sie sie als sexuelle Energie?*" Dann begannen alle laut zu lachen. Wenn ich ihnen dann noch zeigte, dass man in unseren westlichen Büchern, wenn man über die *Ying-Energie* spricht, diese als „sexuell" bezeichnet, da begannen sie noch lauter und länger zu lachen.

Wenn man die chinesische Sprache verstehen möchte, muss man begreifen, dass es sich um eine Sprache handelt, die mit Symbolen arbeitet. Einige Schriftzeichen können bis zu dreißig verschiedene Bedeutungen haben, weshalb die chinesische Sprache sogar als eine der schwersten Sprachen der Welt in das „Guinness-Buch der Rekorde" eingetragen wurde.

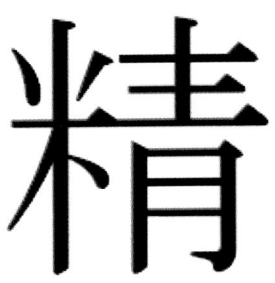

Abb. 4: chinesisches Schriftzeichen für *Ying*

Insgesamt gibt es in China 90 Dialekte, und so bin ich Chinesen begegnet, die, obwohl sie in demselben Land lebten, einander ohne Dolmetscher nicht verstanden.

Einige chinesische Schriftzeichen, besonders die alten, kann man überhaupt nicht in europäische Sprachen übersetzen, da sie keinerlei sprachliche Analogien besitzen. Und es gibt zusätzlich noch einzelne Worte, die im Chinesischen eine sehr weiterführende Bedeutung haben. Sie können sich sicher vorstellen, wie schwierig die Übersetzung sehr alter Manuskripte sein muss... Genauso verhält es auch bei dem chinesischen Schriftzeichen für *Ying*. Niemand kann dessen Bedeutung genau erläutern und diese ganz konkret übersetzen, noch nicht einmal die Chinesen selbst.

In China erklärten mir die Spezialisten für Taoismus jedoch, dass die *Ying-Energie* (in China nennt man sie auch die *Ying-Essenz*) – eine der Hauptkategorien der chinesischen Philosophie und der traditionellen chinesischen Medizin ist. Die mehr oder weniger richtige Übersetzung ist Folgende: Lebensessenz; Lebensgrundlage; energetische Grundlage des Lebens; ursprüngliche, tiefe, innere Energie des Organismus; elektrische Energie des Menschen; Energie, die der Organismus des Menschen erzeugt; grundlegende, reproduzierende, schaffende, schöpferische, Energie, die im Menschen von Geburt an vorhanden ist (genauer gesagt vom Zeitpunkt der Befruchtung an).

In den chinesischen medizinischen Abhandlungen unterscheidet man:

1. die angeborene (grundlegende) Energie *Ying*,
2. das erworbene *Ying*, und
3. die Essenz der Nieren (die Ying-Energie der Nieren als eine Verbindung zwischen angeborenem und erworbenem *Ying*).

Alle oben umschriebenen Begriffe drücken mehr oder weniger das Wesen der Energie aus, welche die kreativen Anhänger des Taoismus beschlossen hatten, *Ying* zu nennen. Die Bewahrung, Speisung, und Vervollkommnung dieser Energie im menschlichen Organismus ist eine der grundlegenden taoistischen Praktiken, inklusive der intimen Gymnastik. Doch da es sich bei uns im Westen nun einmal eingebürgert hat, dass man das *Ying* als „sexuelle Energie" bezeichnet, belassen wir es einfach dabei. Übrigens tragen viele

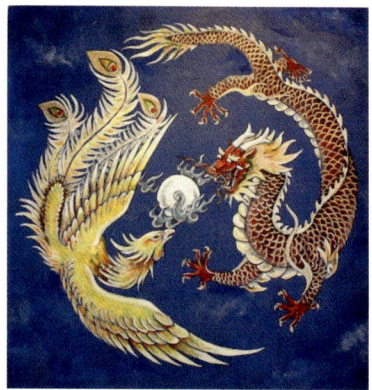

Abb. 5: Der Drache steht symbolisch auch für die Triebkräfte im Menschen. Diese gilt es zu bändigen und bewusst zu nutzen!

Chinesen, die zum Beispiel eine Weile im Westen wohnten, weil sie dort studierten, auch zwei Namen – einen chinesischen und einen europäischen.

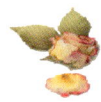

26

Ying – die Grundlage des Lebens

In jedem von uns befindet sich eine Energiequelle,
die Lebensgrundlage,
die man durch den eigenen Willen steigern
und bis ins Unendliche entwickeln kann!

Die sexuelle Energie bzw. das *Ying* ist eine der klarsten und mächtigsten Formen der bioelektrischen Energie in der Natur. Das Resultat ihres Wirkens ist überall sichtbar, denn die Bewahrung und Fortsetzung des Lebens auf der Erde ist alleine ihr Verdienst. Es ist das *Ying*, das die Herzen schneller schlagen lässt, uns dazu verführt, unsere zweite Hälfte zu suchen und die Menschenrasse fortzupflanzen. Darüber hinaus animiert uns diese Energie, der Vollkommenheit zuzustreben, zu siegen und im Leben die allerkühnsten Gedanken zu verwirklichen.

Alle Menschen werden mit einem Übermaß an sexueller Energie geboren. Das Resultat der Befruchtung ist die Verbindung eines Spermiums und einer Eizelle, und schon hier kommt die schöpferische Kraft des Yings zum Tragen. Denn wenn sich diese beiden Zellen miteinander verbinden, wird neues Leben geboren – das größte Mysterium in der Natur. Der Schlüssel und die Kraft, welches dieses Mysterium umsetzt, ist die sexuelle Energie. Diese verleiht den Zellen eine ungeheure Lebenskraft und ein hohes schöpferisches Potential. Daher ist es richtig zu behaupten, dass die energetische Grundlage des Lebens die *Ying-Energie* beider Zellen ist – die der Mutter und des Vaters.

Das grundlegende Reservoir an *Ying* wird dem Embryo von den Eltern übertragen. Gemeinsam mit der Energie der Nieren der Mutter (diese speist den Embryo in der Gebärmutter) bestimmt diese die grundlegenden Formen des Körpers, die Lebensfähigkeit und die Entwicklung. Von der Kraft und der Qualität der grundlegenden Energie des *Ying* hängen die Gesundheit und das allgemeine Lebenspotential des Kindes nach der Geburt ab.

In den chinesischen Abhandlungen geht es darum, dass das *Ying* beim Menschen in allen Lebensgeweben gespeichert wird. Doch im größten Maße konzentriert sich diese Energie in den Nieren und im geschlechtsreifen Alter im Sperma des Mannes und in den Eizellen der Frauen. Sobald eine Frau in das Klimakterium eintritt, ohne dass sie die Methoden der intimen Gymnastik beherrscht, muss sie mit jener Reserve an sexueller Energie zurechtkommen, die ihr Organismus bis zu diesem Zeitpunkt anhäufen konnte. Dies trifft übrigens auch auf Männer zu.

Da bei den Frauen gewöhnlich die *Ying*-Reserve zum 49. Lebensjahr hin sehr klein wird (das ist die Zeit, um die herum meist das Klimakterium einsetzt), beginnen ihre Körper recht schnell zu altern und das Gehirn zu vertrocknen (auch bei Männern). Für Frauen aber, die regelmäßig die intime Gymnastik ausüben, ist das Klimakterium nur eine Zeit des Übergangs auf eine neue energetische Entwicklungsstufe, wo die Bewahrung von Gesundheit und Jugendlichkeit zur Norm wird. Die Basis-Energie des *Ying* verhilft dem Menschen lediglich dazu, seine Lebensfähigkeit auf dem „*Ich-kann-leben-Standard*" zu halten.

Das entwickelte, starke *Ying* jedoch verhilft dem Menschen, selbst zu einer mächtigen Energiereserve zu werden, was dazu führt, dass er sich als ein aktives, schöpferisches, schaffendes Wesen verwirklichen kann. Das ist die Ebene: „*Ich kann erschaffen, ich kann schöpferisch tätig sein.*"

Da das *Ying* seinem Wesen nach ein schöpferisches und schaffendes Element ist, regt gerade das aktive *Ying* den Menschen dazu an, zu erschaffen, zu bauen und schöpferisch zu sein. Wenn das *Ying* im Menschen stark und ausgeprägt ist, dann verleiht es ihm das Gefühl einer inneren Stütze, es gibt ihm Selbstvertrauen und den Glauben an die eigene Stärke, und verschafft somit einen Zustand der maximalen inneren Harmonie und Freiheit. Das *Ying* fördert auch die Liebe zum Leben an sich, daher ist es so wichtig, die eigene Sexualenergie zu entwickeln.

Alles, was es im Kosmos und auf der Erde gibt, einschließlich des Menschen, ist eine Erscheinungsform der schöpferischen, schaffenden

Kraft des *Ying* im Universum von Gott oder dem Schöpfer (Sie können diese Energieform nennen, wie es für Sie stimmig ist). Alles, was auf der Erde von Menschenhand geschaffen wurde, ist eine Offenbarung der schöpferischen, schaffenden Kraft des *Ying der Menschheit.*

In dieser Hinsicht verbindet uns das *Ying* mit Gott und macht uns ihm ähnlich, sodass wir schöpferisch wirken können.

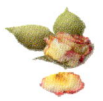

Eine wertvolle Substanz

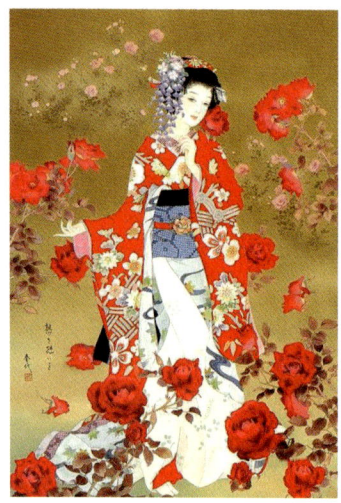

Die gesamten Schätze des Universums sind im Großen Qi verkörpert.

Abb. 6: Konkubine mit Rosen

Die intime Gymnastik beruht auf der Kultivierung von sexueller Energie und nutzt deren Reserven für die Steigerung der allgemeinen Lebensenergie des Menschen – des *Qi* –, welche die Chinesen als eine wertvolle Substanz bezeichnen. Für das Leben des Organismus ist die Energie des *Ying* nicht ausreichend. Doch um unsere Lebensfähigkeit aufrecht zu erhalten, nehmen wir ständig Energie aus der Umgebung auf (Energie der Natur, der Naturgewalten, des Kosmos), ebenso durch die Nahrung, die wir essen, durch das Wasser, das wir trinken, durch die Luft, die wir atmen und auch durch das Sonnenlicht, das unsere Körper mit der Sonnenenergie und der Energie der kosmischen Kräfte anreichert.

Die Kraft des *Ying*, die durch die oben bezeichneten Energien gespeist und angereichert wird, transformiert sich zur Energie *Ying-Qi* (häufig bezeichnet man diese auch nur als *Qi*) – als das *Elixier des Lebens*, welches im Körper zirkulierend die Organe speist und die Lebenstätigkeit des gesamten Organismus unterstützt.

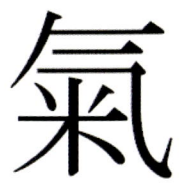

Abb. 7: Das Schrift-
zeichen für *Qi*

Qi ist wiederum ein chinesisches Wort, das sich nicht direkt übersetzen lässt. Es existieren auch hier an die dreißig verschiedene Bedeutungen dieses Schriftzeichens 氣. Doch wenn wir ein solches Wort im Repertoire hätten, dann würde es folgende Begriffe gleichzeitig umfassen: immerzu schaffende Energie, Äther, Raum, Luft, Atem, Leere, raum-zeitliche, geistig-materielle und vital-energetische Substanz, die die Grundlage für den Aufbau der Welt bildet.

In den alten medizinischen Abhandlungen wird dargelegt, dass *Qi* gleichzeitig eine materielle und immaterielle Substanz ist, eine ununterbrochene Form der Materie, die eine physische Form (*Sin*) annimmt, wenn sie kondensiert. *Sin* ist eine Form der Materie, die ihrer Stringenz beraubt wurde und die sich in *Qi* verwandelt, wenn sie sich zerstreut. Ein chinesischer Doktor erklärte mir, dass die Interpretation des Zeichens 氣 vom eingenommenen Standpunkt abhängig ist. Wenn man sie in allgemeinen Zügen und von einem umfassenden Standpunkt aus beschreiben möchte, dann handelt es sich beim *Qi* um eine grundlegende Substanz, die das Fundament des Universums bildet, wo alles existiert, weil sich eben diese Substanz von der Art her verändert und sich bewegt. *Qi* hat demnach drei Sinnebenen:

1. *Qi* als Substanz des Universums
2. *Qi* als Lebensenergie, welche den Körper des Menschen erfüllt
3. *Qi* als psychologisches Zentrum, welches unter dem Einfluss des Willens auf ein Gefühl reagiert.

Bei einer stark ausgeprägten sexuellen Energie transformiert sich das *Qi* im Körper des Menschen in höchste geistige Energie (*Shen*). Die intime Gymnastik spielt in diesem Prozess eine Schlüsselrolle, denn ihre Techniken gestatten es, das *Ying* aktiv anzuhäufen und zu kultivieren, die Gesundheit und die Lebenskraft zu stärken (das *Qi* zu erhalten), die Jugendlichkeit wieder herzustellen und sich geistig zu vervollkommnen.

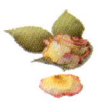

Die Geheimnisse von Yin und Yang

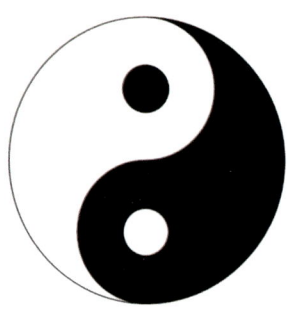

*„Yin und Yang
bilden das Wesen
von Himmel und Erde,
eine Gesetzmäßigkeit
von zehntausenden Dingen:
sie sind Vater und Mutter
einer jeglichen Veränderung,
der Beginn und das Ende
von Leben und Tod.“*

Abb. 8: Yin und Yang

Der erste Teil ‚Nei Ying‘
aus dem Buch „Su Wen“.

Die Befruchtung, die zum Leben eines neuen Menschen führt, vollzieht sich dank der Verschmelzung der Energien zweier Aspekte: des Weiblichen (die Eizelle) und des Männlichen (das Sperma). In der chinesischen Philosophie heißen sie *Yin* und *Yang*.

Mit dem Begriff von *Yin* und *Yang* verbindet man den Kreis, ein altes chinesisches Symbol. Dieser Kreis besteht aus zwei Teilen, die Fischen ähneln, wobei der dunkle Teil des Kreises das Yin symbolisiert (den weiblichen Aspekt) und der helle Teil das Yang (den männlichen Aspekt). Jeder dieser „Fische“ impliziert in sich einen Punkt der gegenteiligen Farbe, was so viel bedeutet wie: Das Yin trägt den Samen des Yang in sich und umgekehrt, daher kann sich das Yin zum Yang transformieren und das Yang zum Yin. Das sind einander gegenüber liegende und einander ergänzende Qualitäten. *Yin* und *Yang* spiegeln das große, unzerstörbare Prinzip der Einheit und des gegenseitigen Übergangs (ohne Kampf!) zweier Gegenpole wider. Es ist das Symbol der Dualität der Welt, das Symbol der ewigen, unendlichen Wechselwirkungen zweier einander entgegengesetzter Aspekte, die ungeachtet der Polarität ihrer Eigenschaften einander ergänzen und dabei etwas Einheitliches, Ganzes erschaffen. Alles in der Welt wird diesem Prinzip gemäß geteilt: Sonne und Mond, hell und dunkel, oben und unten, rechts und links. Frau und Mann, die Eizelle und das Spermium, zwei einander entgegengesetzte Aspekte, haben sich vereint und erschaffen etwas Ganzes – ein neues Leben.

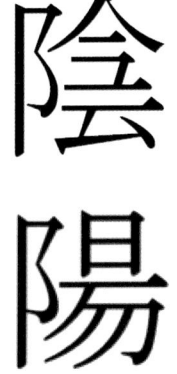

Abb. 9: Die Schriftzeichen zu Yin und Yang

Unsere Körper sind Formen, welche mit den Energien von Ying und Yang erfüllt sind. Im Idealfall müssen sie sich im Gleichgewicht und in Harmonie miteinander befinden, dies ist aber leider nicht immer so. Die chinesische Medizin lehrt, dass bei einem Überfluss der Yang- Energie Erkrankungen entstehen, die mit „Hitze" verbunden sind (Entzündungen). Wenn aber die Ying-Energie überwiegt, dann entstehen Krankheiten, die mit „Kälte" verbunden sind (Geschwüre). Man spricht in der chinesischen Medizin auch von den Syndromen der „Leere" und der „Fülle", das heißt vom Fehlen oder Überfluss einer bestimmten Energieform.

Die weibliche Energie des Yin hat Eigenschaften wie Ruhe, Tiefe und Bewahren. Ihre Energie bewegt sich zentrifugal, sie dreht sich entgegen dem Uhrzeigersinn, bildet eine Spirale und hat vor allem eine horizontale Ausrichtung. Der männliche Aspekt des Yang hat die Eigenschaften von Bewegung, Aktivität und Entwicklung. Die Yang-Energie bewegt sich zentripetal im Uhrzeigersinn und hat vor allem eine vertikale Ausrichtung.

Entsprechend der taoistischen Philosophie repräsentiert die Frau energetisch die Verkörperung des *Ying* (der Ruhe) und ist dabei vom *Yang* (der Bewegung) umgeben. Und obwohl Frauen von Natur aus viel *Ying*-Energie haben, besitzt doch jede von ihnen eine einzigartige Zusammenstellung der *Ying-und-Yang-Energien*, und sie sind bis zu einem bestimmten Maß mit diesen Energien erfüllt.

Das unterschiedliche Verhältnis von Yin und Yang bildet das individuelle Ying, welches nach Kraft und Qualitäten bei jeder Frau unterschiedlich ist.

Ein besonderes Verhältnis der Kraft und des Angefülltseins von *Ying* und *Yang* bei einer Frau wirkt sich auf den Grad ihrer psychischen Stabilität aus, auf ihr schöpferisches Potential, was sich in ihrem Charakter und den Besonderheiten ihres Verhaltens ausdrückt. Es ist sehr wichtig, diese beiden einander gegenüberstehenden Energien im eigenen Inneren zu harmonisieren, denn einerseits wünschen wir uns Ruhe und Stabilität (*Ying*), und andererseits streben wir unermüdlich hin zur Liebe (*Yang*). Ja, die Liebe – sie hat nichts mit Ruhe zu tun, sie bedeutet, aktiv zu sein, und ist eine Bewegung mit höchster Geschwindigkeit, wobei der Energieverlust dabei riesig ist. Daher sind nicht alle dazu in der Lage, lange „*auf den Flügeln der Liebe*" zu schweben. Um ein guter Liebespilot oder eine gute Liebespilotin zu sein, sind entsprechende Fähigkeiten und Kraft vonnöten.

Es gibt noch ein weiteres Problem, denn manche Frauen haben einen sehr „gehässigen" Charakter. Periodisch zeigt sich bei ihnen eine bestimmte Gehässigkeit (bei einigen Damen ist das sogar chronisch der Fall), was nicht nur von sexuellem Unbefriedigtsein und verborgenem, ungenügendem Selbstvertrauen, sondern auch von einem ernsthaften Ungleichgewicht des *Ying* und *Yang* zeugt. Bestimmte Techniken der intimen Gymnastik beachten nun aber die Natur der Frau und verhelfen dazu, diese beiden miteinander in Konflikt stehenden Energien in ein Gleichgewicht zu bringen. Solche Methoden gestatten es, die Weiblichkeit wiederherzustellen und zu bewahren, innere Ruhe zu erlangen, ebenso wie Selbstvertrauen – die Eigenschaften des *Ying*. Gleichzeitig wird allerdings die Lebensaktivität bewahrt, wie die hohe Energie der Liebe, die Fähigkeit sich zu entwickeln und sich vorwärts zu bewegen, welche zu den Eigenschaften des *Yang* gehören.

Die *Ying-Yang*-Konzeption ist das grundlegende (fundamentale) Modell des Universums und offenbart zwei Bestimmungen, welche die Natur des gesamten Daseins auf der Erde und im gesamten Universum erklären:

1. alles ist ständiger Veränderung unterworfen, und
2. die Gegensätze ergänzen sich gegenseitig (das Schwarze kann nicht ohne das Weiße existieren und umgekehrt).

Es kann auch keinen „endgültigen Sieg" geben, denn es gibt nichts Endliches, das heißt, es existiert kein Ende an sich. Daher ist es die Aufgabe der Frau, das Gleichgewicht von *Ying* und *Yang* in sich zu bewahren. Wenn man die innere Welt ins Gleichgewicht gebracht und wiederhergestellt hat, dann wird auch die Außenwelt entsprechend reagieren – sie wird sich Ihnen nur von der besten Seite zeigen. Denken Sie daran: *„Die Welt, die Euch umgibt, ist Euer Spiegelbild, das nicht mehr und nicht weniger als EURE innere Welt abbildet, Euren inneren Zustand."* Wenn Sie also diese Welt besser machen wollen, dann müssen Sie nicht weit gehen: Beginnen Sie einfach bei sich selbst!

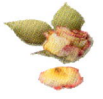

Gründe für den Verlust sexueller Energie

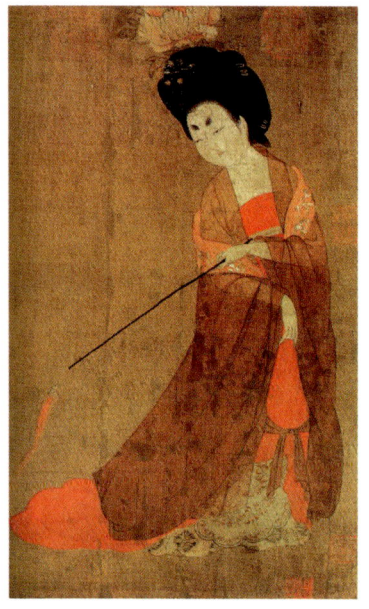

Es ist leicht, etwas zu verlieren,
ohne darüber nachzudenken.
Es ist schwieriger,
es wiederzufinden und zu begreifen,
warum man es verloren hat.

Abb. 10: Altes chinesisches Holzbild
einer Konkubine

Frauen werden mit einem Übermaß an sexueller Energie geboren, die im Vergleich zu Männern viel höher ist. Mit dem Erwachsenwerden jedoch schwindet ohne das Vorhandensein eines bestimmten Wissens und bestimmter Fähigkeiten der Vorrat an sexueller Energie. Zu den häufigsten Gründen des Verlustes bei Frauen zählen: Menstruation, Depression, Stress, Geburten und zusätzlich danach die Schwächung und Dysfunktion der Organe und Muskeln des kleinen Beckens bzw. des Beckenbodens.

Einerseits ist es Fakt, dass die Frau von Natur aus sexuell stärker ist als der Mann, andererseits wird sie mit riesigen Verlusten sexueller Energie konfrontiert, welche auf biologischen Gründen beruhen. Die reproduzierenden Organe der Frau müssen den Druck physischer Auszehrung aushalten, was mit der Reifung des Embryos in der pränatalen

36

Phase zu tun hat, einer Überanstrengung während der Geburt und mit dem Stillen des Kindes in der postnatalen Phase. Nach der Geburt ist das Kind noch sehr lange von der Energie seiner Mutter abhängig. Die gesamte Phase des Aufwachsens des Kindes über, vom Moment der Befruchtung an bis zum Alter von 14 bis 15 Jahren, gibt die liebende Mutter ihm unablässig etwas von ihrer Energie ab. Wenn das Kind aus bestimmten Gründen keine Mutter mehr hat, dann nimmt es das *Ying-Qi* von der Frau auf, die ihm die Mutter ersetzt. Das ist eine sehr wichtige Phase im Leben eines jeden Kindes, da sich in diesem Zeitraum die energetische Basis herausbildet und das Energiepotential für seine Zukunft angelegt wird. *Je stärker die Frau energetisch ist, umso gesünder, stärker und erfolgreicher werden ihre Kinder!*

Faktisch wird dem Kind von der Mutter das energetische Potential (energetische Programm) seines zukünftigen, selbständigen Lebens übergeben. Ob es sich dabei um das Potential des Erfolgs, der Lebenskraft oder des Glaubens an sich selbst handelt, hängt sehr von der Mutter ab. Besonders schädlich für den Säugling ist der emotionale Stress der Mutter. *Depressionen, Stress, Ängste, Beleidigungen, Bosheit und negative Erfahrungen verwandeln die Energie der Frau in Gift.* Eine solche Energie fügt jeder Körperzelle einen unwiederbringlichen Schaden zu, und das gilt nicht nur für den Körper der Frau, sondern auch für den Säugling. Man muss sich also nicht wundern, wenn viele Kinder schon krank geboren werden. Wenn nämlich Herz und Gedanken der Mutter mit Ängsten, Sorgen und Beleidigungen übervoll sind, wird das *Ying-Qi* diese Qualität annehmen und an das Kind weitergeben. Das Resultat wird sehr bald deutlich, denn das Kind erkrankt.

Wenn die Mutter nervös ist, es ständig Streit in der Familie gibt, oder aber schweigt, die Beleidigung über sich ergehen lässt, ohne der Aggression des Gatten oder des Chefs auf der Arbeit etwas entgegenzusetzen, dann wird das Kind sofort dementsprechend reagieren – mit Ungehorsam, Aggressionen, Lügen und Krankheiten. Auf diese Art und Weise versucht das Kind dem energetischen Gift etwas entgegenzusetzen, mit dem die Mutter ihr Kind unbewusst „speist". Das Kind kann weder ausdrücken noch verstehen, dass die Energie, die von der

Mutter ausgeht, „nicht schmackhaft" ist, krank macht und seinen Körper zerstört. Aber wie soll es dies zeigen? Das geht nur durch die eigenen Krankheiten und durch Ungehorsam.

Wenn eine Klientin darüber klagt, dass ein Kind schon wieder Fieber hat, dann frage ich sie einfach, mit wem sie sich denn am Tag zuvor sehr gestritten hat. Oder ich konfrontiere die Mutter direkt mit den Worten: *„Wenn Sie möchten, dass Ihr Kind Probleme mit den oberen Atemwegen bekommt, dann müssen Sie es nur noch mehr ausschimpfen."*

Vielleicht fällt es Ihnen recht schwer, das Gesagte zu glauben (wir sehen uns ja nicht so gerne als schuldig an), aber es ist genau so. So gesehen reicht es dann auch nicht aus, einem Kind nur körperlich zu helfen, wenn es Probleme hat. Gleichzeitig muss man die Ursache heilen – den emotional-psychologischen Zustand seiner Mutter.

Zum Glück impliziert die Kunst der intimen Gymnastik einen ausreichenden Komplex an Methoden, darunter auch psychologische, die es der Frau ermöglichen, ein inneres Gleichgewicht und Wohlbefinden zu erzielen, was zur Verbesserung der Qualität ihrer Energie führen wird.

Eine Frau gibt das *Ying-Qi* jedoch nicht nur an ihre Kinder weiter, sie „nährt" mit dieser sexuellen Energie auch ihren Mann (oder ihren Sexualpartner). Natürlich nur unter der Bedingung, dass sie über diese Energie auch wirklich verfügt. Das Geheimnis einer Frau, welche die Männer vergöttern, wertschätzen, lieben und verehren, ist eine stark entwickelte sexuelle Energie. Männer fühlen sich von solchen Frauen wie von einem Magneten angezogen. Und der Magnet ist eben genau diese sexuelle Energie, was sie natürlich nur auf unbewusster Ebene spüren. Der Mann selbst versteht manchmal gar nicht, warum er eben gerade von dieser einen Frau so angezogen wird.

Es existierte ein Geheimnis, welches Jahrhunderte lang streng geheim gehalten wurde und welches nur die Eingeweihten und sakralen Meister kannten: *Die sexuelle Energie der Frau nimmt in sich alle Energien der Naturelemente auf, und diese werden dabei in ein phantastisches Lebenselixier verwandelt. Nur eine Frau kann die Energien der Elemente in sich aufnehmen und an den Mann weitergeben und sie dadurch erhöhen und den Erfolg des Mannes, seine Gesundheit und seinen Wohlstand vermehren.*

Die Männer sind von ihrer Natur her so ausgerichtet, dass sie unbewusst spüren, wenn eine Frau mit diesem „Elixier" angefüllt ist. Sofort fühlen sie sich von ihr angezogen wie die „Motten vom Licht". Für eine solche Frau ist ein Mann bereit, alles zu tun. Wenn eine Frau jedoch ihre sexuelle Energie nicht entwickelt, wenn sie nicht dazu in der Lage ist, die Ressourcen aufzufüllen, wird sie sehr schnell erschöpft sein! Die Männer spüren dies auch, denn sie beginnen dann unbewusst nach einer anderen Frau zu suchen, und zwar einer solchen, die wieder dazu in der Lage wäre, sie erneut mit dem Lebenselixier zu erfüllen.

Eine niedrige Reserve an sexueller Energie bei einer Frau ist einer der Gründe für das Fremdgehen des Mannes. Doch eine Frau ist dazu in der Lage, dieses Problem zu korrigieren. Dafür muss sie sich jedoch erneut mit sexueller Energie anfüllen. Das Hauptinstrument bleibt hierbei immer dasselbe: die intime Gymnastik.

Die Natur der Frau ist so geartet, dass sie ihre sexuelle Energie nicht nur ihrem Mann weitergibt (bzw. ihrem aktuellen Sexualpartner), sondern an alle Männer, mit denen sie, wenn auch nur einmal, Geschlechtsverkehr hatte – für die darauffolgenden sieben Jahre. Alle oben beschriebenen Energieabgaben sind kein Problem, wenn die Frau es versteht, ihre Reserve an sexueller Energie wieder aufzufüllen. Frauen, die nicht dazu in der Lage sind, werden diese Energie nach und nach ganz verlieren. Spezialisten, wie beispielsweise Mantak Chia, sind der Ansicht, dass eine Frau, welche die Geheimnisse der Bewahrung der sexuellen Energie nicht beherrscht, in der Regel zwischen 50-60% ihres Lebenspotentials einbüßt.

Das regelmäßige Praktizieren der intimen Gymnastik wird jedoch für immer das Problem des Defizits der sexuellen Energie in ihrem Leben lösen!

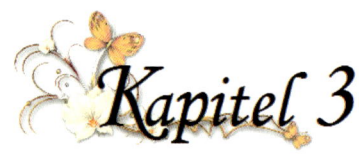

Von der Wichtigkeit intimer Gymnastik
– ein moderner Blickwinkel

Die moderne Medizin beginnt erst jetzt das zu erforschen und zu bestätigen, was die alten Weisen schon seit tausenden von Jahren wussten und praktizierten!

Die chinesischen Ärzte begriffen schon vor Jahrtausenden, dass die Methode der intimen Gymnastik die Jungendlichkeit des Körpers bewahrt, sich wohltuend auf die Arbeit des Gehirns auswirkt sowie auf das endokrine, geschlechts-, nerven- und blutbildende System, das Gedächtnis verbessert und zur geistigen Erleuchtung beiträgt. Während einer bestimmten Periode hat man im Alten China Methoden (inklusive der intimen Gymnastik), angewandt, welche als medizinische Heilform genutzt wurden und als ein natürlicher Weg, um geistiges Gleichgewicht zu erzielen, ohne einem bestimmten religiösen Subtext folgen zu müssen.

Die ersten Taoisten waren weder Hedonisten noch Asketen. Sie waren bestrebt, einen mittleren Weg zur Erschaffung einer hohen Harmonie in folgenden Beziehungen zu erzielen: zwischen Natur und Mensch, zwischen Mann und Frau, zwischen physischer Gesundheit und geistiger Erleuchtung. Sie begründeten ihre Methoden auf den genauen Beobachtungen der lebendigen Welt, der Naturgesetze. Sie beobachteten die Tiere, u.a. auch Vögel, die in der Natur sehr langlebig sind, und erforschten die Prinzipien dieser Langlebigkeit. Danach nutzten sie dieses Wissen praktisch – in Übereinstimmung mit den Bedürfnissen des Menschen und den Naturgesetzen.

Darüber hinaus waren die alten Taoisten recht praktische Menschen. Sie begriffen, dass man die eigene Vervollkommnung mit jener Energie beginnen sollte, welche immer vorhanden ist – und zwar mit dem eigenen *Ying.* Man sollte diese *Ying*-Energie entwickeln und sie als eine Art Trampolin für das Erreichen feinerer geistiger Sphären nutzen, ohne dabei die physischen Freuden des irdischen Lebens außer Acht zu lassen.

Die Taoisten lernten mit Hilfe der Techniken der intimen Gymnastik spezielle Sexualpraktiken, mit deren Hilfe sie die nötigen Ressourcen sexueller Energie befreien konnten, um diese dann erneut zirkulieren zu lassen und in andere Organe und Systeme des Organismus zu leiten, um deren Funktionen aufrecht zu erhalten, um zu gesunden und sich zu Vervollkommnen. Anders gesagt: Sie lernten mit Hilfe der intimen Gymnastik den Organismus zu verjüngen.

Die moderne Medizin beginnt dies erst jetzt zu erkennen und nachzuahmen, was die alte Medizin schon vor tausenden von Jahren wusste. Die Übungen der intimen Gymnastik gestatten es für viele Jahre, die Gesundheit des endokrinen Systems zu bewahren und auch die der Geschlechtsorgane, welche für den Alterungsprozess des Körpers zuständig sind. Gegenwärtig wurde wissenschaftlich sogar bewiesen: *So lange die Geschlechtsorgane normal funktionieren, bewahrt der Körper seine Jugendlichkeit.*

Heutzutage leiden viele Frauen unter einem verfrühten Klimakterium, und es ist auch bekannt, dass während der Menopause der Körper sichtbar altert. Der Hauptgrund für den Beginn des Klimakteriums ist das Verlöschen der reproduktiven Funktion des Geschlechtssystems, was auf der Ebene der DNA den Mechanismus der beschleunigten Alterung des Körpers impliziert. Doch diesem Prozess kann eine Frau lange Jahre mit Hilfe besonderer Übungen Einhalt gebieten. So lange die Geschlechtsorgane einer Frau normal funktionieren, bleibt sie jung und anziehend.

Die intime Gymnastik schließt Techniken wie das sog. Eierstock-Kung-Fu[1] ein. Dabei handelt es sich um eine Reihe spezieller Übungen, die die Funktion der Eierstöcke stimuliert und unterstützt. Moderne Wissenschaftler sind der Ansicht, dass diese Übungen dazu dienen, die Reserven der Stammzellen im Organismus aufzufüllen, die sich, wie man weiß, auch in den Eierstöcken befinden.

Um zu begreifen, was denn wiederum die Stammzellen sind, muss man sich den Entwicklungsprozess des Organismus vor Augen führen. Nach der Befruchtung bildet sich eine Zygote, die einzige Zelle, die am Anfang der Entwicklung des gesamten Organismus steht. Genau sie ist die Stammzelle, die erste Zelle bzw. die Basiszelle. Sie enthält die gesamte Information, nicht nur, was den Aufbau des Organismus betrifft, sondern auch das Schema seiner weiteren Entwicklung.

Durch ihre weiteren Teilungsprozesse bilden sich die Zellen des zukünftigen Organismus. Das Besondere der Stammzellen besteht darin, dass sie sich potentiell zu jeder Art Zellen umbilden können: zu Knochenzellen, Muskelzellen, Nervenzellen usw. Im Unterschied zur gewöhnlichen Zelle kann sich eine Stammzelle zu jedem Zelltypus hin entwickeln, doch der umgekehrte Prozess ist nicht möglich.

Im Stadium des Embryos sind diese Stammzellen für das Wachstum notwendig sowie für die Entwicklung und den Aufbau des Körpers. Im reifen Organismus benötigt man sie für die Erneuerung der Zellen, die Regeneration der beschädigten Organe und Gewebe sowie zur Wiederherstellung und Ausmerzung der Schäden nach Verletzungen, Stürzen, und Brüchen. Mit wachsendem Alter verringert sich die Anzahl der Stammzellen im Organismus. Darüber hinaus wird deren Funktionalität abgeschwächt und sie verfügen über weniger Potenz (im Vergleich mit den embryonalen Stammzellen). Des Weiteren können sie dann eine weitaus geringere Zahl verschiedener Zellentypen hervorbringen.

Bei einem erwachsenem Menschen werden die Stammzellen nur noch im Knochenmark bewahrt und in kleinerem Umfang in den Eierstöcken, im Darm, im Nervengewebe, in der Netzhaut des Auges und in einigen anderen Organen.

Es gibt nun aber grundlegende Hinweise anzunehmen, dass die intime Gymnastik das Leben dennoch verlängert und dabei die Jugendlichkeit des Körpers bewahrt. Das bewusste Training der Muskeln des Beckenbodens (die intime Gymnastik) wirkt sich förderlich auf die Arbeit des endokrinen Systems aus, sie unterstützt die optimale Arbeit seiner Drüsen. Die *Thymusdrüse* ist eine der wichtigsten Drüsen für die Frau, da sie sogar dazu in der Lage ist, die biologische Uhr anzuhalten sowie den Organismus zu verjüngen und den Alterungsprozess aufzuhalten. Bis zum 21. Lebensjahr trägt die Thymusdrüse zum Wachstumsprozess bei und tritt als „General" des Immunsystems auf, indem sie sogenannte *T-Helferzellen* hervorbringt – eine Art der aktiven Lymphozyten und die Thymushormone. Die Drüse aktiviert die Arbeit des Immunsystems, verbessert die Regeneration der Haut und trägt zur raschen Wiederherstellung der Zellen bei. Der Mensch wird dank ihrer Aktivität immer stärker und ausdauernder und ist dazu in der Lage, die ständig in den Organismus hineinstrebenden Viren zu bekämpfen und abzuwehren.

Nach jahrelangen Forschungen fanden amerikanische Wissenschaftler des *Gladstone Institute of Virology and Immunology and the University of California, San Francisco* (UCSF) sogar heraus, dass die Stimulierung des Thymus dazu beiträgt, auch den AIDS-Virus zu überwinden. Mit steigendem Lebensalter jedoch beginnt der Thymus immer mehr zu verkümmern, bis er mit Beginn des 30. Lebensjahres bei der Mehrheit der Menschen fast völlig seine Arbeit einstellt. Letztendlich bleibt zu Beginn des 4. Lebensjehnts von der Thymusdrüse fast nichts mehr übrig – es vollzieht sich eine Involution (ein Zurückweichen der Evolution). In der Regel muss sich der Mensch dann damit abfinden, dass er nun ohne die Lymphozyten und Thymushormone auskommen muss, die die Thymusdrüse früher erzeugt hat. Doch dies trifft nicht auf alle Menschen zu!

Die Übungen der intimen Gymnastik und auch spezielle Methoden wie die „Dreisonnen-Frau" (die man bei einem Fortgeschrittenen–Seminar erlernt) stimulieren und unterstützen die Arbeit der Drüsen des endokrinen Systems, inklusive den Thymus, und verhindern dessen

Involution. Auf diese Weise trägt er zur ständigen Verjüngung des Organismus bei und verhindert die vorzeitige Alterung des Körpers. Den Taoisten war dies bekannt und daher erhoben sie diese Methoden in den Rang des „Heiligen Wissens".

Die regelmäßige Durchführung der intimen Gymnastik wirkt sich wohltuend auf die Funktionstätigkeit aller Organe des endokrinen Systems aus, verhilft die hormonelle Balance im Organismus aufrecht zu erhalten (dazu gehört auch ein optimaler Östrogen-Spiegel) und verhindert auf diese Art und Weise zahlreiche Frauenleiden. Es ist kein Geheimnis, dass viele Frauen sich heutzutage darüber beklagen, rasch zu altern, einem instabilen emotionalen Zustand unterliegen, sich schnell aufregen und zahlreiche Schmerzen haben. Diese Unannehmlichkeiten verstärken sich vor allem vor der Menstruation, aber auch nach der Geburt und während der Menopause. Die meisten Frauen haben sich bereits damit abgefunden, viele erdulden diesen Zustand nur noch oder nehmen Tabletten zum Ausgleich. Nur wenige Frauen wissen, dass alle diese Probleme in großem Maße mit einem niedrigen Spiegel des für sie sehr wichtigen Hormons – dem Östrogen[2] – verbunden sind, dessen Balance auch für das endokrine System verantwortlich ist. Mit diesem Problem ist ebenso ein weiteres Frauenproblem verbunden: Wenn der Östrogen-Spiegel sinkt, verlieren die Wände der Gebärmutter die Fähigkeit, ein bestimmtes Gleitmittel abzusondern, was zu Unannehmlichkeiten und Schmerzen während des Sex führen kann. Ein Defizit an Östrogen kann ein Hervortreten von Erosionen an den Wänden der Gebärmutter provozieren, ebenso am Gebärmutterhals.

Eine sehr interessante Information über die Verbindung der Epiphyse (einer der „Generäle" des endokrinen Systems) und der Geschlechtsorgane, gab man mir in China. Man erzählte mir, dass wenn sich die Funktionstüchtigkeit der Geschlechtsorgane verbessert, sich auch die Funktionsfähigkeit der Epiphyse erhöht, welche u.a. für das sog. „Hellsehen" zuständig ist. Die alten Sumerer, die Priester und Schamanen des Alten Mexikos sowie die taoistischen Mönche wussten davon und nutzten daher die Techniken der intimen Gymnastik, um höhere Fähigkeiten zu erlangen. Es heißt, dass die physischen und geistigen Aspekte miteinander verbunden sind und sich gegenseitig beeinflussen. Und das in einem viel größeren Ausmaß, als die Mehrheit der modernen Menschen ahnt.

Die Gymnastik der intimen Muskeln festigt und stimuliert aber auch die Aktivität des Nerven- und Muskelsystems des Beckenbodens. Die starken Muskeln des Beckenbodens stützen die inneren Organe und halten sie in einer physiologisch richtigen Lage, was dazu beiträgt, dass sie gesund bleiben und richtig funktionieren können. Ebenso ist diese Art der Gymnastik für die Frauen unbedingt notwendig, die ihr Leben lang schlank sein möchten und sich einen flachen Bauch, einen knackigen Po sowie wohl geformte Hüften wünschen. Die Anatomie der Frau ist so beschaffen, dass sich das Gesäß durch die perinealen Muskeln spannen lässt. Vielleicht haben sie schon bemerkt, dass es für Frauen, die bereits entbunden haben, nicht ausreichend ist, wenn sie „nur" Fitness betreiben, um einen knackigen Po zu bekommen. Natürlich! Denn so lange die perinealen Muskeln geschwächt sind, werden Sportübungen nur einen oberflächlichen Gesundheitseffekt erzielen.

Für die Frauen, die wegen verschiedener Gründe kein regelmäßiges Sexualleben haben und ein wenig bewegliches Leben führen, ist es auch besonders wichtig, in ihr Leben die intime Gymnastik zu integrieren. Es gibt mittlerweile sogar das „Bürostuhl-Syndrom", was aufgrund des Bewegungsmangels zu einem Blutstau in den Organen des kleinen Beckens führt.

Man macht sich oft viel zu wenige Gedanken darüber, wie viel Zeit man im Laufe des Tages in sitzender Haltung verbringt – zu Hause, im Büro, am Lenkrad des Autos, am Computer, vor dem Fernseher usw. Einen sehr großen Teil des Tages, ist es nicht so? Diese ganze Zeit über sind die Muskeln Ihres Beckens entspannt, das Bauchfell und die darunter liegenden Organe, inklusive der Gebärmutter, hängen durch, die intimen Muskeln und der Po werden auf dem Stuhl auseinandergequetscht – und das Tag für Tag. Wenn Sie wissen möchten, wie sich das für Ihre inneren Organe anfühlt, können Sie einmal einen Faden eng um einen Finger schlingen. Dieses Abbinden des Blutkreislaufes ist ähnlich dem im kleinen Becken und ruft faktisch alle Frauenprobleme hervor, auch die Zellulitis.

Dazu kommen dann häufig noch Geburten, falsche Ernährung, Übergewicht, Stress, hohe Absätze, schwere Taschen und weitere Belastungen für die „modernen" Frauen, die gleichzeitig Mütter und Businessdamen sind. Das Ergebnis ist, dass bei vielen Frauen schon im Alter von 30 Jahren eine Dysfunktion des Beckens einsetzt.

Ich möchte nochmals daran erinnern: Störungen der Geschlechtsorgane, Absenkung der Organe, gynäkologische Erkrankungen, Darmprobleme, Inkontinenz, Hämorrhoiden und vieles andere, sind alles Resultate der Dysfunktion des Nerven-Muskelsystems des Beckenbodens. Schwache Muskeln des Beckenbodens können außerdem schwere Geburten verursachen (da es an Muskelaktivität während der Geburt mangelt) und dies kann auch zur Verringerung der Libido nach der Geburt führen. Doch auch diese Probleme kann man umgehen. Wenn man diesem Prozess nämlich mit der intimen Gymnastik entgegenwirkt, werden die Muskeln des Beckenbodens erneut gekräftigt, das Blut strömt aktiv den Organen zu, nährt diese und hilft bei der Regeneration, die Zellen erneuern sich verstärkt, die Mikroflora des Darms und der Scheide werden ebenso regeneriert und die Schutzfunktionen der Schleimhaut aktiviert.

Wissenswert hierbei ist außerdem, dass die Epithelien der Scheidenschleimhaut den krankheitserregenden Mikroben den Weg verstellen und sie nicht in die darunter liegenden Gewebe eindringen lassen – eine der wichtigsten Verteidigungsfunktionen der Scheide.

Die intime Gymnastik verschafft der Frau die Möglichkeit, eine ganz andere Stufe der sexuellen Erfahrung zu erreichen, wo der Genuss und ein regelmäßiger Orgasmus zur Norm werden. Einer der Hauptgründe, dass es zu keinem Orgasmus bei Frauen kommt, liegt daran, dass sie nicht dazu in der Lage sind, die entsprechenden Muskelgruppen zu beherrschen, welche die sexuelle Erregung steuern und damit auch den

Orgasmus. Einer der Hauptgründe für Frigidität sind schwache, unterentwickelte Vaginalmuskeln.

Dank dem Training der intimen Muskeln sind viele Frauen das erste Mal in ihrem Leben in der Lage, einen regelmäßigen Orgasmus oder Multiorgasmus zu haben.

Und man soll nicht meinen, dass dies für eine Frau nicht wichtig sei. Eine sexuelle Befriedigung wirkt sich förderlich aus – nicht nur auf die Gesundheit der Frau, sondern auch auf ihre innere Weltwahrnehmung und die Einstellung sich selbst gegenüber. Sie schätzt sich selbst höher ein, ist viel selbstbewusster, blüht direkt auf und wirkt jünger. Die Krankheiten verschwinden, auch der unnötige Stress sowie die negativen Emotionen und sogar die Stimmung wird letztendlich besser.

Bei meiner Psychologie-Ausbildung im *Institut für Ökonomie und Kultur* in Moskau wurde uns erklärt, dass sich während des Orgasmus im Blut der Frauen (dies gilt auch für die Männer) eine große Menge an Endorphinen konzentriert. Dies sind Glückshormone, die Hormone der guten Stimmung. Daher beinhaltet der Orgasmus nicht nur einen gewaltigen gesundheitlichen Effekt für den gesamten Organismus, sondern führt auch zu einer Erhöhung der guten Laune – man ist befriedigt und glücklich. Schon die alten Römer wussten, dass eine Frau, die ständig mit irgendetwas unzufrieden ist, eine sexuell unbefriedigte Frau ist. Die Wirkung der Glückshormone gleicht einer Euphorie, die der durch Psychopharmaka hervorgerufenen, ähnelt. Doch im Unterschied zu chemischen Medikamenten zerstört das natürliche Endorphin den Organismus des Menschen nicht, sondern stärkt ihn.

Es ist ein interessanter Fakt, dass eine 15-20minütige intime Gymnastik von einer verstärkten Ausschüttung von Endorphinen in das Blut begleitet wird. Die regelmäßige intime Gymnastik fördert gleichzeitig Fähigkeiten zum erfüllteren Sex. Die elastischen intimen Muskeln der Frau multiplizieren in bedeutendem Maße die Wahrnehmungsfähigkeit der sexuellen Emotionen beim Mann. Und mit Hilfe sexueller Techniken, die gleichzeitig als Basistechniken zur Steuerung der perinealen

Muskulatur während der intimen Gymnastik dienen, ist die Frau dazu in der Lage, ihren Partner zur höchsten Stufe sexuellen Genusses zu führen. Dementsprechend ist es eine Tatsache, dass Frauen, die die Methoden der intimen Gymnastik in Vollkommenheit beherrschen, ideale Liebhaberinnen sind. Während des Geschlechtsverkehrs mit einer solchen Frau verspürt der Mann nicht nur ein riesiges Vergnügen, sondern am Ende des Geschlechtsaktes hat er auch einen riesigen Samenausstoß, was Stagnationserscheinungen in den männlichen Geschlechtsorganen verhindert.

Auf diese Art und Weise verbessert die Frau durch die intime Gymnastik nicht nur die eigene Gesundheit, sondern auch die Gesundheit ihres Geliebten, vermehrt dessen Sexualkraft und steigert seine Liebe zu ihr bis ins Unermessliche. Männer werden solche Frauen niemals verlassen, denn sie träumen von ihnen. Und wenn sie solch eine Frau erst einmal gefunden haben, wird sie von ihnen behütet.

Ich betone hier nochmals, dass das Training und die Entwicklung der intimen Muskeln eine Voraussetzung für eine glückliche sexuelle Beziehungen ist. Wenn jede Frau die Methoden der intimen Gymnastik in Vollkommenheit beherrschen würde, dann würde die Zahl der Scheidungen auch bedeutend zurückgehen.

Eine Frau kam zum Meister und beklagte sich bei ihm über ihr unglückliches Los als Frau. „Du selbst bis dafür verantwortlich!", sagte der Meister. „Bin ich denn schuld daran, dass ich als Frau geboren wurde?" „Eine Frau zu sein ist kein Schicksal, sondern Deine Bestimmung. Und Dein Schicksal hängt davon ab, wie Du mit Deiner Vorherbestimmung umgehst."

Möge unser aller Leben immer besser werden! Deshalb werden wir uns in der Zwischenzeit schon mal mit vorbereitenden Übungen beschäftigen…

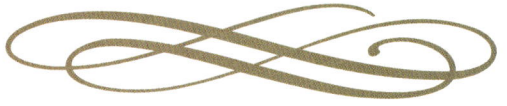

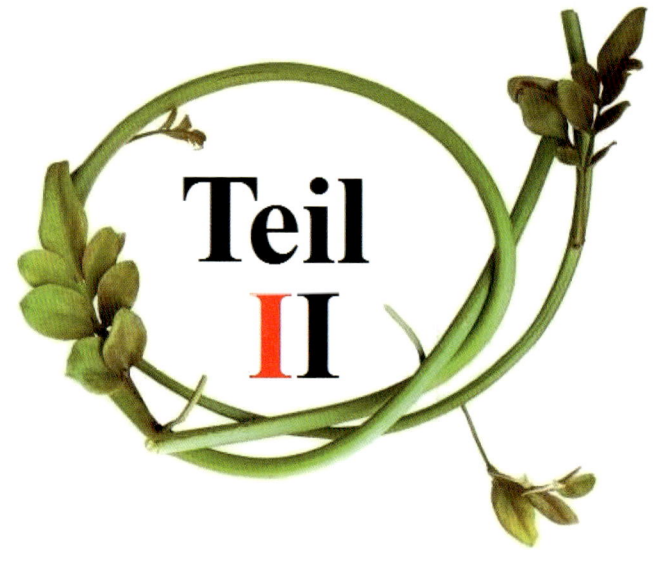

Teil
II

Vorbereitende praktische Übungen

Die alten Taoisten
hätten das Kung Fu der Liebe
niemals schaffen können,
wenn sie die Funktionsweise
des menschlichen Körpers
nicht genauestens erforscht hätten.

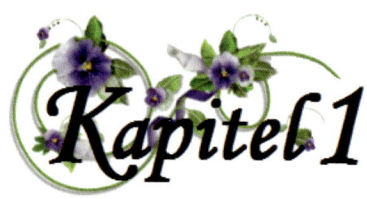

Das Grundwissen zur Praxis

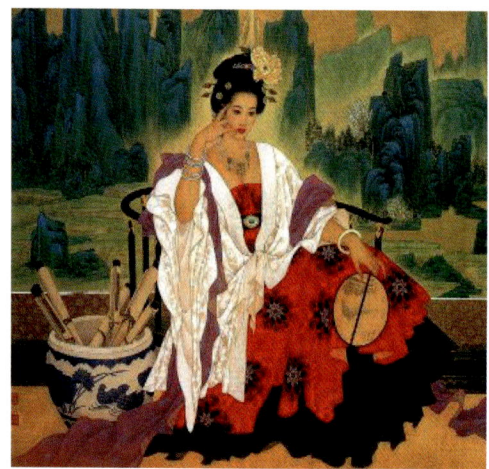

Übung macht den Meister!

Abb. 11: Konkubine im alten China

In China beginnt man den Unterricht der intimen Gymnastik damit, dass man bei einer Frau sehr genau schaut, ob sich ihr Becken in der richtigen Lage befindet. Der Meister fragt auf jeden Fall nach, ob die Frau schon entbunden hat, ob es Probleme mit dem Beckenboden gibt oder ob sie insgesamt unter gesundheitlichen Störungen leidet. Erst danach „verschreibt" er seiner Schülerin praktische Übungen, mit denen sie ihr Training beginnen soll.

Der Meister stellt diese Fragen nicht aus Neugier, sondern er verfolgt damit vor allem ein Ziel: Er will jeden gesundheitlichen Schaden von seiner Schülerin abwenden. Kein wirklicher Meister der intimen Gymnastik wird eine Frau dazu zwingen, schon von der ersten Übung an einen Trainer zu nehmen (im Unterschied zu den selbst ernannten „Meistern" in Europa, die das teilweise von Kursteilnehmern verlangen).

In China hat man mir erklärt, dass die Mehrheit der modernen Frauen aufgrund einer Reihe von Faktoren (die wir uns später ausführlicher betrachten werden), eine falsche Beckenlage haben und eine Überanspannung der Muskeln des Beckenbodens. In diesem Zustand wäre es für sie zu gefährlich, direkt mit den Übungen der intimen Gymnastik zu beginnen.

Zuerst muss man, sollte es notwendig sein (und es ist in 99,9% der Fälle notwendig), das Becken in die anatomisch richtige Lage bringen. Darüber hinaus sollte man der Schülerin ein notwendiges Minimum an anatomischem, physiologischem und biomechanischem Wissen vermitteln, damit sie besser versteht, was sie denn eigentlich trainiert und wie überhaupt die „innere Alchemie" ihres heiligen Schoßes funktioniert.

Es ist ein seit langem bewiesener Fakt, dass Frauen, die die Anatomie der Muskeln des Beckenbodens sehr gut kennen (zum Beispiel Ärztinnen, Masseusen, Sexologinnen) regelmäßig zu einem Orgasmus kommen. Und andererseits unter den Frauen, die regelmäßig Probleme damit haben, erfüllten Sex zu genießen, sich viele befinden, die mit den Feinheiten des Zusammenspiels ihrer intimen Muskeln nicht vertraut sind.

Einer meiner Freunde drückte es wie folgt aus: *„Die alten Taoisten hätten das Kung Fu der Liebe niemals geschaffen, wenn sie sich vorher nicht mit der Funktionsweise des menschlichen Körpers vertraut gemacht hätten."* Also sollten auch wir dieses nützliche Wissen nicht außer Acht lassen.

Vertreterinnen der Venus

Aufbau und Funktionsweise des Beckens einer Frau

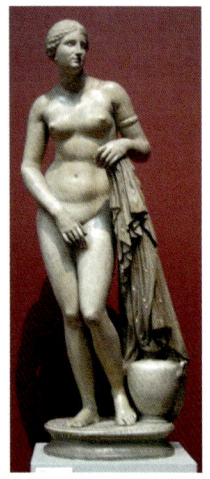

„Ihrer sind so viele auf den Feldern!
Und jedes erblüht auf seine Weise –
das ist die höchste Ruhmestat der Blume!"

Matsuo Basho, japanischer Poet (1644-1694)

Abb. 12: Die Aphrodite
von Knidos

Wollen wir uns nun die Anatomie des weiblichen Beckens näher betrachten. Wir werden die Besonderheiten der Muskeln des Beckenbodens der Frau kennenlernen und die Feinheiten ihrer Funktionsweise
sowie deren „geheime" Verbindungen zu anderen Muskeln des Körpers.
Sie werden erfahren, welche Muskeln des Beckenbodens besonders
wichtig für die intime Gymnastik sind und wie sie richtig trainiert werden. Dieses Wissen wird Ihnen in der Zukunft dabei helfen, aus der intimen Gymnastik einen maximalen Nutzen zu ziehen und Fehler sowie
Probleme zu umgehen, mit denen man zu Beginn häufig konfrontiert
wird. Lassen Sie uns gemeinsam beginnen!

Das Becken *(pelvis)* der Frau ist eine schalenförmige Struktur und
besteht aus zwei Beckenknochen, dem Kreuz- und Steißbein und der
Schambeinfuge, welche durch Gelenke, Bänder und zwei Obturator-
Membranen miteinander verbunden sind. Alles zusammen bildet die
Beckenhöhle *(cavitas pelvis)*.

Auf den Abbildungen 13 bis 15 sehen wir im Detail, wie das weibliche Becken aufgebaut ist.

Das weibliche Becken (von vorn)

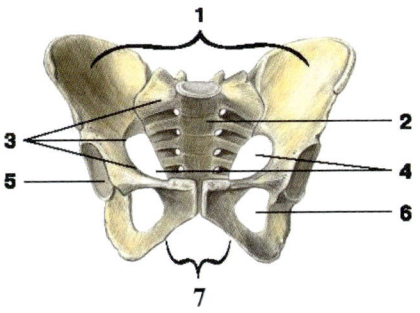

1. Das große Becken
2. Das Kreuzbein
3. Grenzbereich
4. Kleines Becken
5. Hüftpfanne
6. Hüftbeinloch
7. Schambogen

Abb. 13: weibliches Becken, Frontansicht

Eingang der weiblichen Beckenhöhle

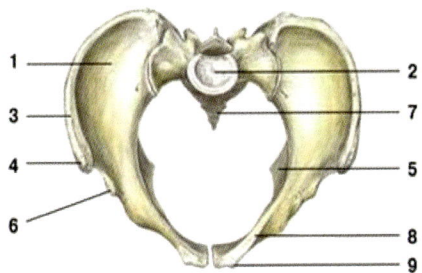

1. Öffnung im kleinen Becken (*Fossa iliaca*)
2. Kreuzbeinbasis
3. Beckenkamm
4. Oberer großer vorderer Darmbeinstachel, vordere Backenkante (*Spina iliaca anterior superior*)
5. Sitzbein, hinterer Teil des Beckens (*Ischium*)

Abb. 14: weibliches Becken, Obenansicht

6. Unterer großer vorderer Darmbeinstachel (*Spina iliaca anterior superior*)
7. Steißbein
8. Schamkamm
9. Schambeinvorsatz (*Scham Tuberkel*)

Die Beckenknochen schützen mit einer Vielzahl an befestigten starken Muskeln die inneren Organe vor Verletzungen und garantieren eine große Beständigkeit und das Gleichgewicht bei der Übertragung des Körpergewichts an die Füße.

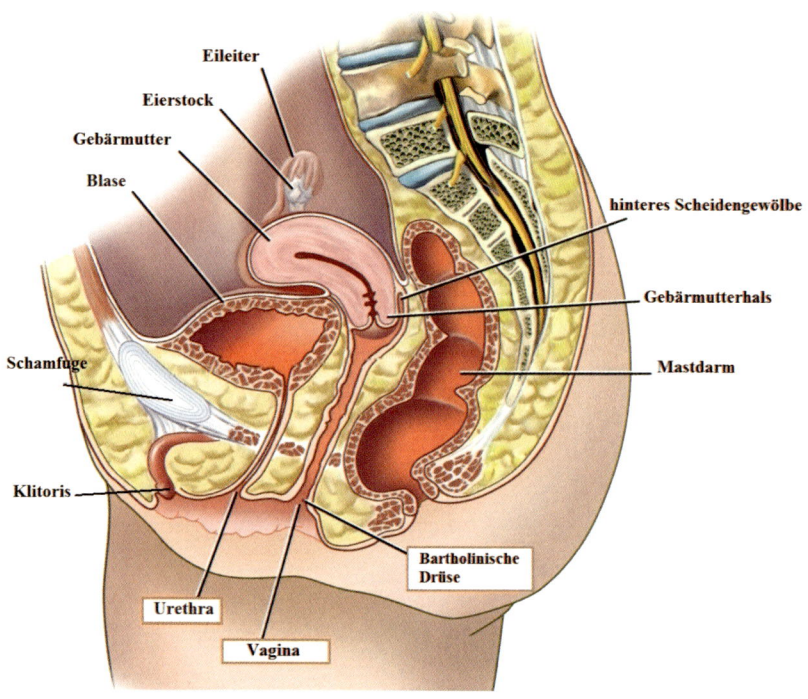

Abb. 15: Anatomie der weiblichen Organe des Kleinen Beckens

In der Regel unterteilt man das Becken in das *große* und das *kleine Becken*. Der Hohlraum des großen Beckens enthält die Organe des unteren Bauchbereiches. Im Bereich des kleinen Beckens befinden sich die Blase, der *Mastdarm*, bei Frauen die Gebärmutter mit ihren Anhängseln und die Vagina.

Die Organe des kleinen Beckens liegen sehr dicht beieinander und befinden sich in einer gebogenen Stellung. (siehe Abb. 15) Der Uterus stützt sich auf die Blase, die Blase auf die Scheide, die Lage der Scheide ist wiederum fixiert durch das urogenitale Diaphragma und das Bindegewebe (Faszie). Der Mastdarm wird durch das Steißbein unterstützt. Durch diese kompakte Anordnung der Organe wird deren stabile Lage sowie die richtige Funktionsweise garantiert.

Der **Muskelkomplex des Beckenbodens** *(fundus pelvis)* besteht aus verschiedenen Muskelschichten sowie Bindegewebe und Faszien. Die Hauptfunktionen der Muskeln des Beckenbodens sind u.a.:

- die Organe des Bauchraumes in der anatomisch richtigen Lage zu halten
- diese Organe vor Verletzungen zu schützen
- eine hohe Stabilität im Bauchraum zu garantieren
- eine gleichmäßige Verteilung des Körpergewichts auf die Füße zu gewährleisten

Magen, Leber, Nieren, Blase, Gebärmutter und Eierstöcke, Darm usw. haben ein beachtliches Gewicht. Folglich müssen die Beckenmuskeln eine sehr große Kraft aufbringen, um die inneren Organe des Körpers in der richtigen Lage zu halten. Bei einer Schwächung dieser Muskeln wird diese unterstützende Funktion gestört. Wenn sich demzufolge auch nur ein einziges Organ verschiebt, wird ebenso das ganze eng zusammenhängende System beeinträchtigt. Tatsächlich kann hierdurch eine Zerstörung der Funktion des verschobenen Organs und des mit ihm verbundenen Systems entstehen.

Durch z.B. altersbedingte Veränderungen oder einem zeitweise erhöhten Druck im Bauch (Schwangerschaft, Geburt, körperliche Überlastung), können die Muskeln des Beckenbodens schwächer werden. Hierdurch können sich die Gebärmutter sowie die Scheidenwände negativ bemerkbar machen, was zu einem z.B. Gebärmuttervorfall führen kann.

In der Gynäkologie spricht man in diesem Falle von einem *Prolaps*. Dieser bewirkt nicht nur die Zerstörung der Funktionen der Gebärmutter und der Scheide, sondern auch die des gesamten urogenitalen Systems, ist schmerzhaft und bedeutet nicht selten Arbeitsunfähigkeit.

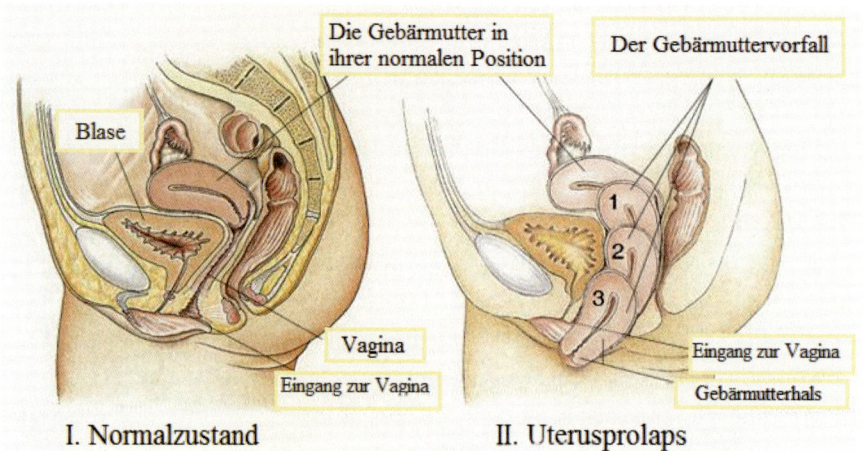

Die Gebärmutter in ihrer normalen Position

Der Gebärmuttervorfall

Blase

1
2
3

Vagina

Eingang zur Vagina

Eingang zur Vagina

Gebärmutterhals

I. Normalzustand

II. Uterusprolaps

Abb. 16: Der Gebärmutterprolaps (Senkung)

Um solche Probleme zu vermeiden, ist es wichtig, die Muskeln des Beckenbodens durch spezielle physische Übungen zu festigen. Eines der grundlegenden Ziele der intimen Gymnastik ist das spezielle Training und die Förderung der unterstützenden Funktionen dieser Muskeln. Jede Frau, die auf sich und ihre Gesundheit achtet und gerne ihre Jugendlichkeit bewahren möchte, sollte diese Techniken beherrschen.

Weiterhin hängen vom Zustand der Muskeln des Beckenbodens die Ausscheidungsfunktionen des Körpers ab – die Blasenentleerung und der Stuhlgang. Bei Frauen haben die Muskeln des Beckenbodens ebenso Einfluss auf die Geburten. Der Aufbau und die Lage dieser Muskeln sind so gestaltet, dass sie sich sehr weit dehnen können und eine verlängerte Durchgangsröhre bilden, die dann die Geburt eines Babys ermöglicht. Nach der Geburt ziehen sich diese Muskeln wieder zusammen und nehmen ihre vorherige Lage ein, ohne dass die Stützfunktion darunter leidet. Der menschliche Körper verfügt außerdem über drei **Diaphragmen** (Trenn- oder Scheidewände) – das Zwerchfell als Atemmuskel, das „urologische" und das Diaphragma, das den unteren Verschluss des Beckens bzw. das Heben und Schließen des Anus reguliert.[3]

Die Diaphragmen des Beckens werden durch die Muskeln des Beckenbodens gebildet. Entsprechend ihrer Form und Wirkungsweise erinnern sie an Hängematten. Zusammen mit dem Zwerchfell, das sich im Bereich des Sonnengeflechts[4] befindet und für die Atmung zuständig ist, unterstützen sie die inneren Organe.

Eine Hülle für die Muskeln bilden die **Faszien** *(Verband, Streifen, Muskelhülle)* und bedecken ebenso alle inneren Organe, Gefäße sowie Nerven. Die Faszien haben folgende Funktionen:

- Sie fördern die Gleitfähigkeit der Muskeln.
- Sie halten die inneren Organe in der richtigen Lage.
- Sie übermitteln einen Spannungsimpuls von den Muskeln an die Knochen, der durch die Muskeltätigkeit hervorgerufen wird oder sich unter der Einwirkung der äußeren Kräfte auf den Körper bildet.
- Sie garantieren eine optimale Verpackung für die Nerven und die Blutgefäße, welche durch und zwischen Muskeln verlaufen.

An dieser Stelle möchte ich Sie nun gerne über die Lage und Funktion der Muskeln am Damm der Frau informieren, denn genau auf diese ist die Wirkung der intimen Gymnastik ausgerichtet: Als **Damm** *(Perineum)* bezeichnet man den Muskel zwischen der Scheide und dem Anus, den unteren Bereich des Rumpfes, der den Beckenboden abschließt sowie einen Teil der Haut bildet. Der Damm wird durch eine Gruppe quer gestreifter Muskeln und Faszien gebildet, die in den Beckenbodenschichten angeordnet sind und durch welche bei Frauen die Harnröhre, der Mastdarm und die Vagina führen.

Der gesamte Schrittbereich verfügt über ein dichtes Netz an Blutgefäßen, die im Moment sexueller Erregung mit Blut angefüllt werden und daher besonders sensibel auf taktile Berührungen reagieren. Der Schritt hat die Form eines Rombusses und wird durch eine konditionale Linie aufgeteilt, welche die beiden Gesäßbacken miteinander verbindet und gleichzeitig in zwei ungleiche dreieckige Bereiche einteilt:

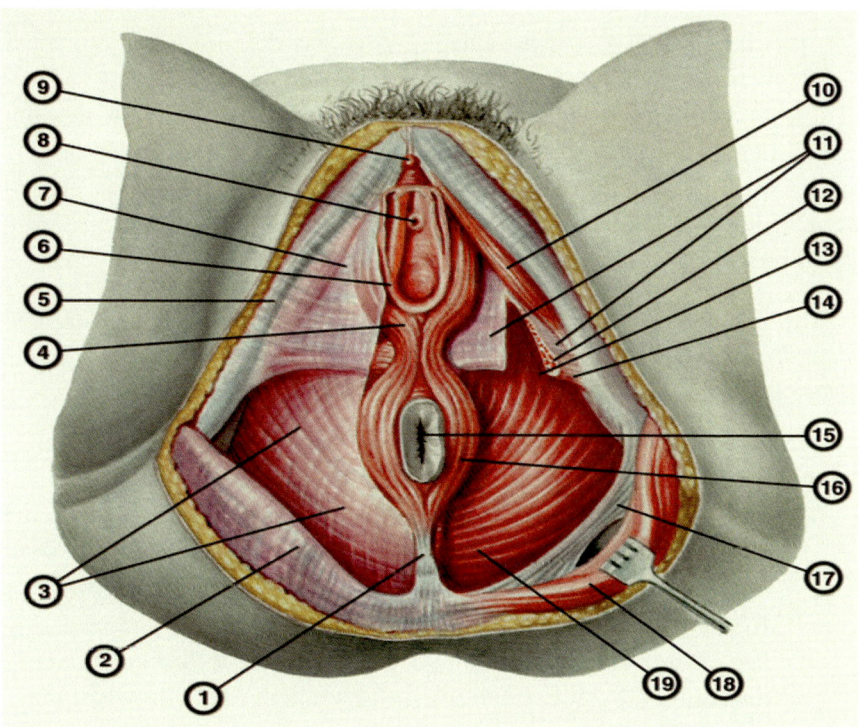

Abb. 17: Die Dammmuskeln der Frau

1. Anococcygeal Körper (Anhang im anogenitalen Bereich)
2. Gesäß-Faszie
3. Untere Frontseite des Beckenbodens
4. Musculus Bulbospongiosus (Muskel der Scheidenumgebung, Schwellkörperbereich)
5. Faszia lata
6. Scheideneingang
7. Oberflächenfaszie des Dammes
8. Äußere Öffnung der Harnröhre
9. Klitoris
10. Ischias-Schwellkörper Muskel der Scheide (Pfanne des Hüftgelenks)
11. Die unterste Faszie des urogenitalen Diaphragma des Beckens
12. Tiefer querer perineal Muskel
13. Die obere Faszie des urogenitalen Diaphragmas des Beckens
14. Oberflächlicher querer, perinealer Muskel (oberflächlicher quer verlaufender Dammmuskel)
15. Anus
16. Externer Analsphinkter (lat. M. sphincter ani externus)
17. Sacroiliac Band (Halteapparat im Wirbelsäulen und kleinen Beckenbereich)
18. Glutaeus Maximus (großer Gesäßmuskel)
19. Muskel, zum Anheben des Anus (Levator Ani, Schließmuskel)

I. Die vordere Urogenitalregion *(regio urogenitalis)*
Darin befinden sich die Muskeln des urogenitalen Diaphragmas, die äußeren Geschlechtsorgane und bei Frauen die Harnröhre und die Scheide.

II. Der hintere Analbereich *(regio analis)*
Darin befinden sich die Beckenbodenmuskulatur und der Enddarm mit dem Anus sowie dem äußeren Schließmuskel des Anus.

Die vordere Urogenitalregion

Die Muskeln des urogenitalen Diaphragmas *(diaphragma urogenitale)* sind eine Art Organe, die durch dieses hindurch gehen – die Harnröhre und die Scheide. Die Muskeln des urogenitalen Diaphragmas teilen sich in oberflächliche und in der Tiefe liegende.

Zu den oberflächlichen Muskeln gehören:

- der oberflächlich quer verlaufende äußere Dammmuskel *(musculus transversus perinei superficialis)*
- der Ischias-Schwellkörper-Muskel oder Sitzbein-Schwellkörper-Muskel *(musculus ischiocavernosus)*
- der quergestreifte Muskel im Bereich der Geschlechtsorgane oder Zwiebel-Schwellkörpermuskel *(musculus bulbospongiosus)*

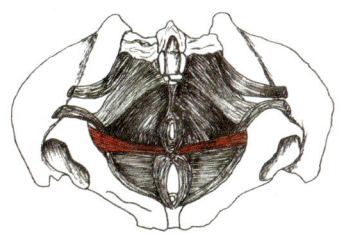

Abb. 18: Oberflächlich quer verlaufender äußerer Dammmuskel

61

Der **oberflächlich querverlaufende Dammmuskel** ist ein quer gestreifter Muskel des Beckenbodens und des Damms. Er entspringt
am Sitzbeinhöcker, setzt am zentralen Sehnenspiegel des Beckenbodens an und verbindet sich dort mit dem Muskel der Gegenseite. Im
Ansatzbereich liegt er vor dem Schließmuskel des Anus und hinter
dem quergestreiften Muskel der Geschlechtsorgane. Bei diesen beiden Muskeln kommt es gelegentlich zu einer Überkreuzung der
Muskelfasern.

Es gibt mehrere Variationen bezüglich dem oberflächlich querver-
laufenden Dammmuskel – gelegentlich ist er doppelt ausgebildet, in
anderen Fällen fehlt er ganz. Innerviert wird er vom sog. Schamnerv
(*Nervus pudendus*), welcher den Segmenten zwei bis vier des Kreuz-
abschnitts des Rückenmarks entstammt. Dieser wichtige Dammmuskel dient der Stabilisierung des Beckenbodens.

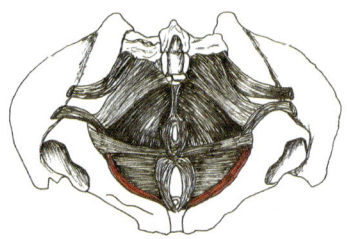

Abb. 19: Ischias-Schwellkörper-Muskel

Der **Ischias-Schwellkörpermuskel** (oder **Sitzbein-Schwellkörper-
muskel**) befindet sich unterhalb des Dammes und gehört zur quergestreiften Muskulatur. Der Muskel ist sowohl bei Frauen, als auch
bei Männern ausgebildet. Innerviert wird das Sitzbein ebenso vom
Schamnerv, welcher den Segmenten zwei bis vier des Kreuzab-
schnitts des Rückenmarks entstammt. Er ist an der Erektion – auch
der Klitoris – beteiligt, aber in der Regel bei Frauen recht schwach
entwickelt.

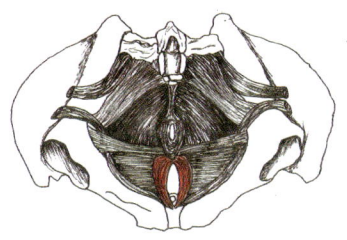

Abb. 20: Zwiebel-Schwellkörpermuskel

Der **Zwiebel-Schwellkörpermuskel** ist ein Muskel, dessen Schenkel zu beiden Seiten der Scheide in der Tiefe der Schamlippen verlaufen. Durch Zusammenziehung dieser Muskelgruppe werden die Schamlippen verkürzt und gleichzeitig der Damm gehoben, wodurch eine ganz bedeutende Verengung des Scheideneingangs erfolgt. Dieser Muskel endet in der Klitoris. Die Aktivierung dieses Muskels tritt automatisch beim Geschlechtsverkehr (Coitus) ein, kann aber bei manchen Frauen auch willkürlich erfolgen.

Auch dieser Muskel ist bei Frauen schwächer als bei Männern entwickelt und wird bei der intimen Gymnastik trainiert.

Die Anspannung des Verschlussmuskels führt nicht nur zu einer Verengung der Vagina im vorderen Bereich, sondern auch zusammen mit dem Sitzbein zu einer Bewegung der Klitoris nach unten, in Richtung der Harnröhre und des Scheideneingangs.

Diese Eigenstimulierung der Klitoris kann bei Frauen mit entsprechend entwickelten Muskeln einen spontanen Orgasmus auslösen.

Zu den tiefer gelegenen Muskeln des urogenitalen Diaphragmas gehören:

- der **tiefe Quermuskel des Dammes** (*musculus transversus perinei profundus, tiefer Schließmuskel*)
- der **Harnröhrenschließmuskel** (*musculus sphincter urethrae*)

Der **tiefer querverlaufende Damm-muskel** bzw. **tiefere Schließmuskel** ist ein quergestreifter Muskel des Beckenbodens und Dammes. Er entspringt am unteren Ast des Sitzbeins und zieht in Richtung Medianebene, wo er sich an der Dammnaht, zusammen mit dem entsprechenden Muskel der Gegenseite, anheftet. Dieser Muskel dient der Stabilisierung des Beckenbodens und Aufrechterhaltung der Kontinenz.

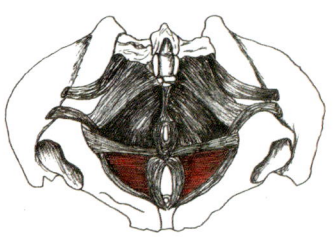

Abb. 21: Tiefer Schließmuskel

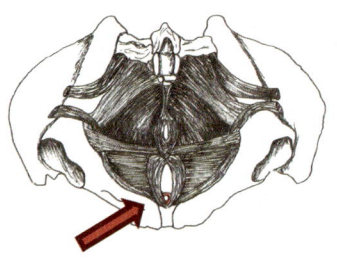

Abb. 22: Schließmuskel der Harnblase

Als **Schließmuskel der Harnblase** (*musculus sphincter vesicae*) oder **innerer Schließmuskel der Harnblase** (*musculus sphincter vesicae internus*), wird ein Schließmuskel am Ausgang der Blase bezeichnet. Der Schließmuskel der Harnblase spielt eine entscheidende Rolle bei der Harnblasenentleerung (Miktion). Durch Signale des Parasympathikus (über den Schamnerv) kommt es zur Erschlaffung des Muskels, wodurch der Blaseninhalt nicht mehr zurückgehalten wird. Umgekehrt führen Signale des Sympathikus zur Kontraktion des Schließmuskels, wodurch die Blasenentleerung verhindert wird. Wenn Frauen Probleme mit dem urogenitalen System haben und z.B. den Urin nicht mehr halten können, bedeutet dies, dass sie schon sehr lange Schwierigkeiten im sexuellen Bereich haben. (siehe Abb. 22)

Der Schließmuskel ist ein kreisförmiger Muskel, dessen Hauptfunktion das Zusammenziehen und das Entspannen ist. So verhindert das Zusammenziehen des Schließmuskels des urogenitalen Kanals den Austritt von Urin und seine Abschwächung ermöglicht den Übergang des Urins in die Blase.

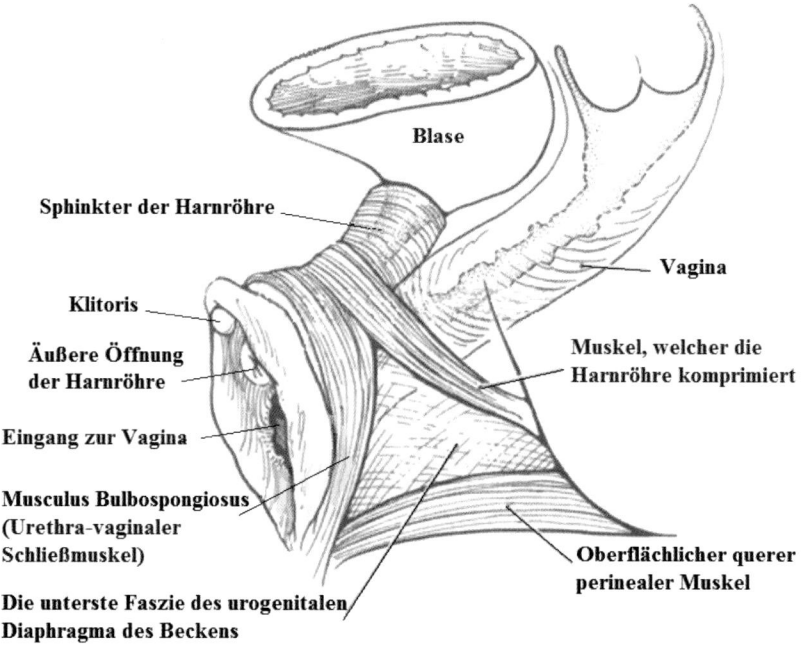

Abb. 23: Muskeln, welche die Vagina und die Harnröhre umgeben

Doch sobald die Muskeln der Diaphragmen ihre Spannung verlieren, werden die Harnblase und der Schließmuskel der Harnröhre einen ständigen Druck spüren, der durch die darüber liegenden Organe ausgelöst wird. Das häufige Bedürfnis die Blase zu entleeren, entsteht nicht durch eine Überfüllung der Harnblase, sondern wird durch eine solche Überbelastung hervorgerufen.

Wenn der Beckenboden schwach entwickelt ist, wird die Frau statt des Schließmuskels der Blase, unbewusst die Gesäßmuskeln sowie die Adduktoren-Muskeln (Muskeln zum Heranziehen eines Körpergliedes) anspannen, um die Blase geschlossen zu halten. Aufgrund dessen kann es jedoch passieren, dass durch Einwirken von warmem Wasser (z.b. beim Duschen), die äußeren Muskeln reflektorisch ihre Spannung verlieren und es zu einer unfreiwilligen Harnentleerung kommt. In diesem und in vielen anderen Fällen ist die intime Gymnastik das Einzige, was dazu beitragen kann, die unterstützende Funktion der Muskeln und die Festigkeit der Schließmuskeln wiederherzustellen.

Der hintere Bereich des Dammes

Das Diaphragma des Beckens (*Diaphragma pelvis*) nimmt den hinteren Bereich des Dammes ein und hat die Form eines Dreiecks, dessen Spitze zum Steißbein und die Ecken zu den Gesäßbacken hin gerichtet ist. Durch das Diaphragma des Beckens verläuft das Ende des Mastdarms. Genau wie das urogenitale Diaphragma wird es aus oberflächlichen und tiefer gelegenen Muskeln gebildet.
Die oberflächliche Schicht des Diaphragmas des Beckens wird durch einen ringförmigen Muskel gebildet, den man den **äußeren Schließmuskels des Anus** (*musculus sphincter ani externus*) nennt. Dieser Muskel befindet sich unter der Haut und umringt den Endbereich des Mastdarms. Er besteht aus einigen Strängen, die an der Spitze des Steißbeins ihren Anfang nehmen, den Anus umfassen und im Zentrum des Dammes enden. Die tiefsten Stränge gehören zu dem Muskel, der den Anus anhebt. Alle Stränge des äußeren Schließmuskels verschließen den Anus, sobald sie sich verkürzen.

Die Schwächung des analen Schließmuskels kann einen Mastdarmvorfall sowie eine Inkontinenz des Darmes verursachen!

Sie sollten wissen, dass die Muskeln des analen Schließmuskels bei Frauen von Natur aus nicht sehr stark sind, weshalb sie beim Analverkehr leicht zu Schaden kommen können. Dies kann u.a. zum Heraustreten von Hämorrhoiden oder einer Inkontinenz des Darmes, bis hin zu echten traumatischen Veränderungen der Gefäße des Mastdarms führen. Dies wiederum erhöht die Ansteckungsgefahr mit Infektionskrankheiten, insbesondere Geschlechtskrankheiten wie Hepatitis und HIV.

Wussten Sie zudem, dass der Zustand des Anus einer der wichtigsten Indikatoren für das biologische Alter eines Menschen ist? Hierbei spielt die Elastizität des analen Schließmuskels eine wichtige Rolle – der Schwellkörper-Schließmuskel (*musculus pubococcygeus*). Die Muskeln im Analbereich gehören zum gleichen energetischen System wie die Geschlechtsdrüsen und sind miteinander verbunden. Und solange die Funktionen der Geschlechtsdrüsen aktiv sind, bleibt der anale Schließmuskel sowie dessen gesamte Muskelgruppe fest.

Wenn nun aber die Muskeln des Dammes mangels Training oder durch fortgeschrittenes Alter erschlaffen, werden auch die Geschlechtsdrüsen schwächer und stellen ihre Funktion ein. Im Gegensatz dazu ist der Anus bei einem Kind immer fest verschlossen und der anale Schließmuskel wird nur bei der Stuhlentleerung entspannt, was ein Zeichen einer stabilen Gesundheit und der Jugendlichkeit des Körpers ist.

Bei einer Vielzahl der Erwachsenen können die Schließmuskeln des Anus und der Harnröhre so weich und ausgedehnt sein, dass es schwer fällt, einen ungewollten Harnverlust oder Stuhlabgang zu vermeiden – das ist besonders der Fall bei starkem Meteorismus (Blähungen), starkem Husten, Niesen, Lachen sowie beim Hüpfen und Laufen. Mit steigendem Alter werden diese Probleme ohne entsprechendes Training und intime Gymnastik eher noch zunehmen.

Wissenschaftler stellten darüber hinaus fest, dass je schwächer der anale Muskel ist, umso schlechter die Bewegungsfähigkeiten bei einem Menschen sind, ebenso lassen die Konzentration und Aufmerksamkeit spürbar nach.

Deshalb hatten die alten Taoisten regelmäßig spezielle Übungen (intime Gymnastik) für die Kräftigung der Dammmuskulatur durchgeführt. Dies diente dazu, die Drüsen des endokrinen Systems in der Norm zu halten und die Jugendlichkeit des Körpers zu bewahren.

Der Lebens- oder Liebesmuskel

Wir kommen nun zu dem wichtigen Schambein-Steißbein-Muskel (*musculus pubococcygeus* oder einfach *PC-Muskel*, siehe nachfolgende Abb. 24). Er umgibt sowohl bei Männern als auch bei Frauen die Geschlechtsorgane im Bereich des Beckenbodens und findet bei den nachfolgenden Übungen die meiste Beachtung. Erkennen kann man ihn ganz leicht, indem man das Wasserlassen unterbricht, was eben nur mit dem PC-Muskel möglich ist. Das Trainieren dieses Muskels bildet die Grundlage der intimen Gymnastik – für Männer und für Frauen.

Diesen besonderen Muskel nennt man auch *die Fabrik der sexuellen Energie, den Liebesmuskel* und *den Lebensmuskel*, denn es ist der Muskel, der maßgeblich für die Gesundheit der Frau verantwortlich ist. Dem kann ich nur zustimmen, zumal dieser Muskel die Basis der weiblichen Physiologie bildet. Der funktionale Zustand des PC-Muskels, seine Funktionstüchtigkeit, aber auch die Möglichkeit, diesen zu trainieren, bestimmen das sexuell-energetische Potential der Frau. Trainiert man diesen Muskel mit Hilfe der intimen Gymnastik, kann er sich in einen wahrhaftigen „Generator von Lebensenergie" verwandeln. Die Anspannung des PC-Muskels regt die sexuelle Energie an, nach oben, in Richtung Gehirn zu steigen. Dies geschieht durch die Wirbelsäule hindurch bis zur Medulla (gehört zum Hirnstamm und Zentralnervensystem). Anschließend bewegt diese sich wieder nach unten, jedoch durch den Körper hindurch und verteilt sich über alle Organe und Organsysteme des Körpers. Hierbei sorgt diese Energie dafür, dass der Körper gesund bleibt und sich verjüngt.

Der Schambein-Steißbein-Muskel ist eines der Hauptinstrumente, um die Drüsen des endokrinen Systems zu stärken – der „Hauptgenerators der Jugendlichkeit". Somit können Sie sich zu jeder Zeit und je nach Wunsch mit dieser besonderen Lebensenergie aufladen und hierdurch ihren Organismus stärken – einfach nur durch die Übungen der intimen Gymnastik. Ein großer Vorteil dieser Gymnastik ist, dass man die Mehrzahl der Übungen durchführen kann, wann und wo immer man möchte – unbemerkt.

Wenn man den Schambein-Steißbein-Muskel anspannt, werden außerdem die Geschlechtsorgane der Frau stimuliert, was dazu führt, dass das Blut sofort unsere natürlichen Glückshormone ausschüttet: Endorphine, Serotonin und Dopamin.

Vermutlich haben Sie schon einiges darüber gehört, dennoch möchte ich Ihnen die Hauptaufgaben dieser Hormone nachfolgend kurz zusammenfassen:

Endorphine vermitteln Ihnen ein erhebendes Gefühl und schwächen Emotionen wie Aufregung und Stress ab. Sie vermindern darüber hinaus die Schmerzempfindlichkeit, regulieren den Blutdruck und stimulieren regenerative Prozesse im Organismus (hierdurch wird verletztes Gewebe schneller wieder hergestellt). Sie wirken sich ebenfalls vorteilhaft auf die Arbeit des Magens, der Nieren und des Gehirns aus.

Serotonin steigert ebenso wie die Endorphine unsere gute Laune, gibt emotionale Beständigkeit und das Gefühl eines inneren Wohlbefindens. Darüber hinaus wird die Bewegungsaktivität angeregt und macht die eigenen Kräfte bewusst. Hierdurch und auch durch eine verbesserte Gedächtnisfunktion kann man sogar kompliziertere Aufgabenstellungen lösen.

Dopamin ist ein Motivationshormon. Wenn es in unzureichendem Maße im Blut vorhanden ist, werden wir passiv, unentschlossen, zerstreut und können uns schlecht konzentrieren.

Die Erinnerung an ein angenehmes Ereignis ruft eine verstärkte Dopamin-Ausschüttung im Blut hervor. Man fand weiter heraus, dass bei diesen angenehmen Erinnerungen der Sex an erster Stelle stand. Ich bin allerdings der Meinung, dass es weitaus besser ist, sich regelmäßig dieser Beschäftigung hinzugeben, als sich nur daran zu erinnern. ☺

Wenn eine Frau sexuell nicht aktiv ist (und das gilt ebenso für Männer), keine intime Gymnastik praktiziert oder eine körperlich passive Lebensweise hat, wird der Schambein-Steißbein-Muskel immer schwächer und kann mit steigendem Alter völlig atrophiert bzw. fast verkümmert sein. Dies kann natürlich mit wachsendem Lebensalter zu ernsthaften Problemen im sexuellen Bereich und zu einer Reihe von Erkrankungen führen.

Nach Entbindungen entstehen bei vielen Frauen ebenso Probleme mit dem Schambein-Steißbein-Muskel, wie Überanstrengung und Abschwächung. Im schlimmsten Fall können sich hierdurch sogar u.a. Depressionen, Reizbarkeit, Verringerung des sexuellen Wunsches, chronische Müdigkeit und gynäkologische Probleme einstellen. Aus diesen Gründen sollte man tatsächlich nicht erst dann den PC-Muskel stärken, wenn die ersten Probleme eintreten, sondern direkt damit beginnen, ihn zu trainieren, was eine gleichzeitige Stärkung des gesamten Organismus mit sich bringt. Hierbei wird Ihnen die intime Gymnastik eine große Hilfe sein.

Die chinesische Medizin geht sogar davon aus, dass der **Schambein-Steißbein-Muskel die aus der Erde aufsteigenden Energieströme verstärkt**. Die Energie der Erde (die *Ying*-Energie) schenkt der Frau Ruhe, emotionale Stabilität, Selbstbewusstsein und weiblichen Charme. Diese wertvollen Eigenschafen möchte doch jede Frau gerne haben, nicht wahr?

Nun wollen wir uns aber diesen besonderen Muskel mal etwas genauer anschauen, um besser zu verstehen, wie er aufgebaut ist und funktioniert. Wie ich eingangs bereits erwähnte, ist der Schambein-Steißbein-Muskel paarig angelegt. Er hat die Form einer dünnen dreieckigen Schallplatte und entspringt den inneren Oberflächen des Beckenknochens, wo er sich dann schräg nach unten zur Mittellinie hinzieht. Dort verbindet er sich mit demselben Muskel der Gegenseite und umgibt den Anus.

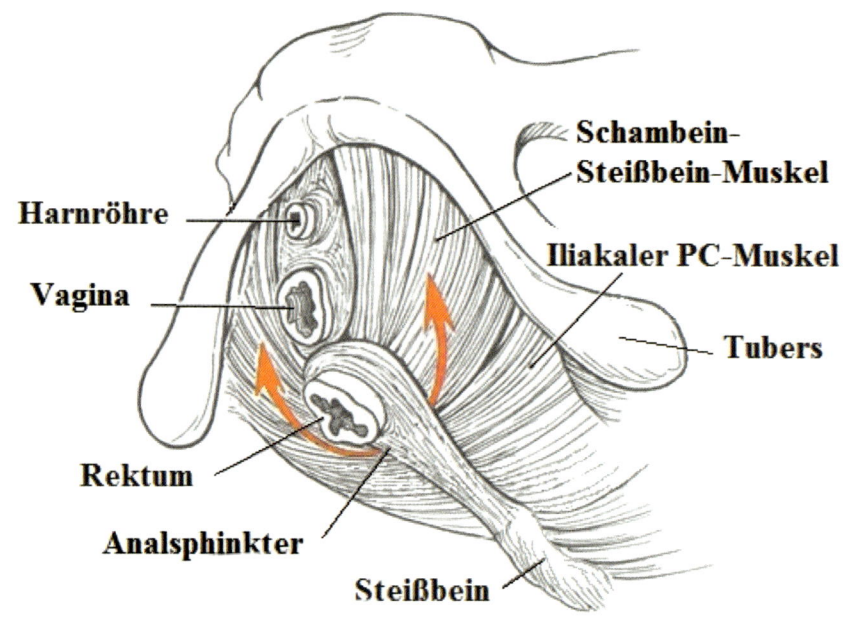

Abb. 24: Der Schambein-Steißbein-Muskel

Anhand der Lagebeziehungen zu den Beckenorganen wird der Muskel weiter untergliedert in den:

- **Schambein-Steißbein-Muskel** im kleinem Becken (*Musculus levator ani*) bzw.
  Schambein-Scheiden-Muskel (*Musculus pubovaginalis*)
- sowie bei beiden Geschlechtern den
  Verschlussmuskel des Anus (*Musculus puboanalis*)

Auseinandergezogen wie eine Hängematte unterhalb des Beckens ist der PC-Muskel das grundlegende Diaphragma des Beckens. Seine Muskelschicht hält die Organe des kleinen Beckens in der anatomisch richtigen Lage und garantiert dadurch deren normale Funktionalität. Deshalb ist es sehr wichtig, dass dieser Muskel so lange wie möglich seine unterstützende Funktion beibehält.

72

Bei gesunden Frauen nimmt der PC-Muskel praktisch eine horizontale Lage ein. *Je mehr der vordere Muskelteil nach unten gebogen ist, umso weniger kann er seine Stützfunktion ausüben.* Dieses Problem kann die Ursache für Polypen, Zysten, Blasenvorfall, Senkung der Gebärmutter oder Scheidenwände, Vorfall der Gebärmutter und sogar Krebs sein. Ein schwach entwickelter PC-Muskel führt zusätzlich zu Schwierigkeiten bei der Geburt.

Durch eine Verkürzung des PC-Muskels wird der Beckenboden angehoben und das Ende des Mastdarms nach vorn gezogen und ebenso angehoben. Bei Frauen wird der Scheideneingang zusammen- und die Rückwand der Vagina nach vorne gedrückt.

Auf der obigen Abbildung (Abb. 24) kann man die Richtung beim Zusammenziehen der Muskeln sehen. Man kann gut erkennen, dass die Muskeln, welche den Anus anheben, auch die Vagina hinten und an den Seiten zusammenpressen. Dieselben Muskeln steuern die Harnentleerung, den Stuhlgang, die Geburten und den Orgasmus. Wenn sich dieser Muskel wellenartig während des Orgasmus verkürzt, dann verstärkt dies die vaginalen orgastischen Gefühle der Frau und trägt dazu bei, dass sich das Sperma Richtung Gebärmutter bewegt und dort eine Weile bleibt, was zu einer raschen Befruchtung beitragen kann. Vielleicht haben die Taoisten diesen Muskel deshalb als den *Muskel der Liebe und des Lebens* bezeichnet.

Funktionstest des PC-Muskels

Man kann die Funktionstüchtigkeit des PC-Muskels sehr leicht durch eine manuelle Untersuchung überprüfen. Mit gespreizten Beinen auf dem Rücken liegend können Sie hierzu einen Finger vorsichtig, soweit es geht, in die Vagina einführen (vorher bitte gründlich Hände waschen). Pressen Sie nun bitte die Vaginalwände stark zusammen. Sie müssten nun spüren können, dass **je stärker der Anus zusammengepresst wird, umso mehr dies auch mit dem Scheidenkanal passiert** – sozusagen „halbkreisförmig" von hinten und von den Seiten. Dabei befindet sich dieser „Halbkreis" nicht direkt am Scheideneingang, sondern etwas weiter hinten. Je stärker der PC-Muskel entwickelt ist, umso dicker ist dieser „Halbkreis" und umso stärker presst er die Vagina zusammen und macht sie stärker. Wenn Sie den Anus zusammenpressen, dann richten Sie einmal Ihre Aufmerksamkeit darauf, dass sich die Vagina gleichzeitig von hinten und von der Seite zusammenzieht.

Während Sie den Anus weiter zusammenpressen, können Sie versuchen zu ertasten, welche Muskeln angespannt und welche lang gezogen wurden. Dann sollten Sie den Anus etwas entspannen und erneut ertasten. **Aufgrund des Unterschiedes zwischen dem erschlafften und dem zusammengepressten Zustand können Sie feststellen, wie stark Ihr PC-Muskel entwickelt ist!**

Spüren Sie nach, in welcher Tiefe der Muskel arbeitet – nicht nur am Scheideneingang selbst, sondern etwas tiefer. Wie tief sich dieser Muskel anspannen kann, ist abhängig von seiner Trainiertheit, von der gesamten Muskelmasse des Körpers und der Konstitution der Frau.

Folgendes ist hierbei ganz wichtig: Die Kontraktion des Vaginalkanals **im hinteren Bereich und an den Seiten** hängt vom Zurückziehen des Anus ab.

Bitte beachten!: Presst man während der Durchführung der Übungen nur die Vagina und nicht auch den Anus zusammen, würde man beim Training einen der wichtigsten Muskeln für den Beckenboden außer Acht lassen – und zwar den hinteren. Die Effektivität des gesamten Trainings wäre demnach spürbar reduziert.

Beim Zusammenpressen des Vaginalkanals vorn wird die Tätigkeit des vorderen Muskels angeregt (diesen Muskel kann man spüren, wenn man die Blasenentleerung stoppt). Der obere Teil des Vaginalkanals wird zusammengepresst durch die Erhöhung eines inneren Druckes im Bauch (wenn man diese Kraft verstärkt, dann vollzieht sich ein Zusammenpressen, und wenn man sie abschwächt, eine Entspannung). Andererseits vollzieht sich die Erhöhung des Bauchinnendrucks durch Zusammenwirken des Atemdiaphragmas, der Muskeln des Bauchdruckes und des Beckenbodens. Bei einer bestimmten An- und Entspannungstechnik der Muskeln des Beckenbodens und der Veränderung des Bauchinnendrucks (sowohl was dessen Erhöhung, als auch dessen Verminderung betrifft), kann die Frau das ausführen, was der Mann während des Geschlechtsaktes als ein wellenförmiges, drückendes, saugendes, massierendes Gefühl am Penis wahrnimmt.

Zu dem vorangegangenen Test stellen mir viele Frauen die folgenden zwei Fragen:

1. **Warum spüre ich mit dem Finger Querfalten in der Vagina? Das fühlt sich an wie kreisförmige Muskeln, und Sie sagen doch, dass es diese gar nicht gibt.**

   Das, was Sie in Ihrer Vagina spüren, sind die **Schleimhautfalten,** die mit den Muskeln an sich gar nichts zu tun haben. Die Schleimhaut ist eine ganz andere Schicht des Vaginalkanals. In der Pubertät hat die Schleimhaut des Vaginalkanals eine faltige Struktur, die besonders im unteren Drittel der Vorderwand ausgeprägt ist. Im Übrigen ist das Vorhandensein von Falten ein sehr gutes Zeichen der Gesundheit der Schleimhaut und der Spannkraft der Vaginalwände.

2. **Wie kann ich sichergehen, dass ich die Verkürzung der Muskeln während der intimen Gymnastik richtig vollziehe?**

   Bei den meisten Übungen der intimen Gymnastik (wenn es keine anderen speziellen Hinweise gibt) sollten Sie spüren, dass sich gleichzeitig mit dem Zusammenpressen des Anus der vaginale Muskel nach unten bewegt (die Klitoris bewegt sich nach unten hin zur Vagina, womit z.B. die Harnausscheidung unterbrochen werden kann) – das ist der richtige Druck.

Meine lieben Leserinnen, an dieser Stelle möchte ich eine kleine Pause einlegen. Während ich nun von einigen Mythen über den weiblichen Schoß berichte, können Sie die Informationen über die Anatomie des Beckenbodens auf sich wirken lassen.

Altes und Modernes über den weiblichen Schoß

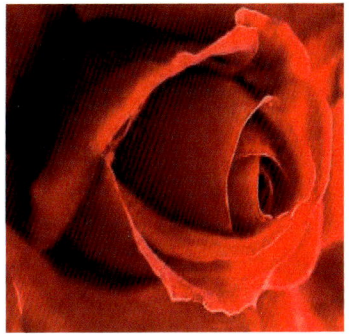

*Egal, wie lange ich auch die
Kirschblüten in den Bergen betrachte,
die von einer Nebelschwade
eingehüllt werden,
das Auge wird davon nicht müde!
Und Du bist wie jene Blumen.
Ich werde nicht müde,
Dich anzuschauen!*

Abb. 25: Die Rose – Symbol der Liebe

Ki no Tomonori, japanischer Poet
850-904 n.Chr.

In den alten chinesischen Legenden, die den weiblichen sexuellen Praktiken gewidmet sind, wird davon berichtet, wie die Frauen virtuos dazu in der Lage waren, ihre intimen Muskeln zu beherrschen und dadurch wahre Wunder beim Sex zu bewirken. So waren sie zum Beispiel dazu in der Lage, den „Jade-Stamm" des Mannes in erigiertem Zustand zu halten, und zwar so lange, wie sie es wünschten. Oder sie konnten ihn im Gegenteil dazu anregen, den „Saft" auszustoßen. Aber für die alten Liebespriesterinnen stellte dies nur eine Art Aufwärmen dar.

Um die gesamte Kraft ihres weiblichen Schoßes zu demonstrieren, konnten sie mit der Vagina das nicht erigierte Glied des Mannes in sich hineinziehen. Anschließend brachten sie den Mann nur durch die Bewegungen ihrer intimen Muskeln zu einem Orgasmus, der ihm fast den Verstand raubte. Solche Frauen galten als besonders wertvoll und hatten eine sehr privilegierte Stellung im Harem inne. Und obwohl die Frauen in China Jahrtausende lang durch die Männer sehr stark in ihren Rechten beschnitten wurden (wie fast überall im Osten), galt dies nicht für alle Damen.

In einer der alten chinesischen Legenden wird von der Geliebten des Kaisers, der wunderschönen Feng berichtet. Zuerst war sie eine einfache *Konkubine*, aber dank ihrer Talente im Bett wurde sie zur *Guifei*. Diesen Titel erhielt nur die Frau des Kaisers, die den ersten Platz inne-hatte (*Guifei* heißt wörtlich so viel wie *wertvolle Frau*). Einmal, so er-zählt die Legende, geschah es, dass die zärtliche Feng während des Lie-besaktes mit ihrer „Jade-Höhle", das Glied des Kaisers so stark presste, dass dieses brach. Nachdem der Ärmste auf der Stelle gestorben war, übernahm Feng alle seine Ämter. Vielleicht ist es tatsächlich nur eine Legende, aber in China beharrt man auf dem Wahrheitsgehalt dieser Geschichte. Die Frauen im Alten China konnten sogar die Menstruati-on nach ihrem Willen anhalten und deshalb in jeder Phase ihres Zyklus' Sex haben, sobald ihr Herr nach ihnen rief. Diesen Vorgang nannten sie *Das Töten des roten Drachen*.

Es heißt, dass sie ihre Menstruation vollständig stoppen konnten, wobei ihre Eierstöcke weiterhin sexuelle Energie erzeugt haben sollen. Dadurch hätte sich bei diesen Frauen die Lebensenergie erhöht und die Jugendlichkeit verlängert. Sie hätten weiterhin noch mit 60 oder sogar mit 90 Jahren wie 30-Jährige ausgesehen. So unglaublich es klingen mag: Das Geheimnis der Übung *Das Töten des roten Drachens* ist uns bis heute überliefert worden. Die Grundlage dieser Praxis bilden Tech-niken der intimen Gymnastik.

Die alten Taoisten nahmen fälschlicherweise an, dass alle Frauen die-se „Tricks" anwenden könnten, da sie sowieso starke, trainierte Mus-keln hätten, die direkt in der Vagina lägen. Auf dieser Basis entstanden – selbst bei modernen Lehrern der intimen Gymnastik – Mythen über die sogenannten kreisförmigen Muskeln, die sich unmittelbar in der Scheide befinden sollten und die man bewusst steuern könnte. Man nannte sie *VUM* (kontrollierte vaginale Muskeln) und die Übungen, die damit zusammenhängen *Vumbuilding*. Sich auf diesen Mythos beru-fend, veranlassen einige Instrukteure bis heute ihre Schülerinnen „be-wusst" und „unbedingt isoliert" von den anderen Muskeln des Becken-bodens diese an sich nicht existierenden „kreisförmigen" Muskeln der Scheide zu trainieren.

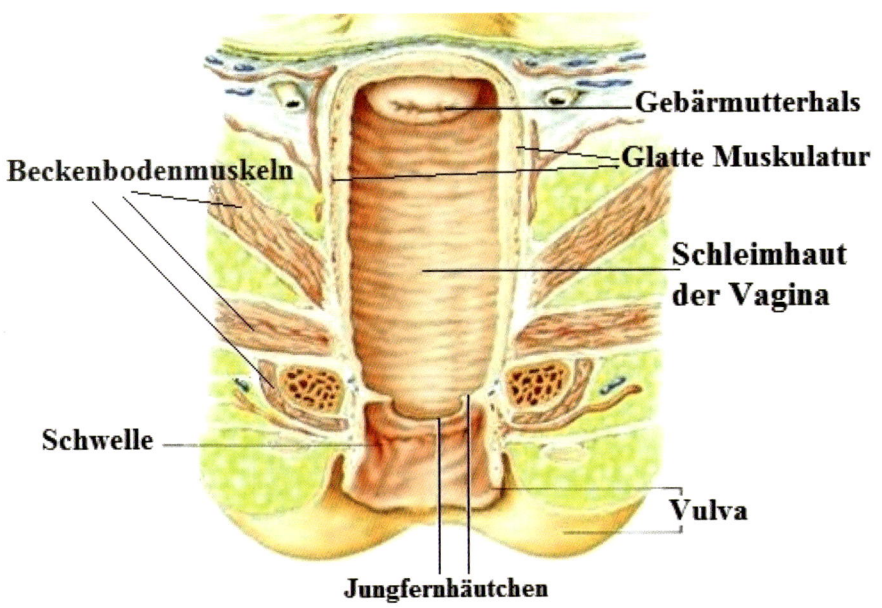

Beckenbodenmuskeln

Gebärmutterhals

Glatte Muskulatur

Schleimhaut der Vagina

Schwelle

Vulva

Jungfernhäutchen

Abb. 26: Der Schambein-Steißbein-Muskel (Muskelgruppe *Levator ani*)

Inzwischen ist es jedoch wissenschaftlich bewiesen, dass es keine kreisförmigen Vaginalmuskeln gibt, die man bewusst steuern könnte. Die Muskelhülle der Scheide besteht aus Verbindungsgebilden (Faszien) und einigen Schichten glatter Muskulatur, die man allein durch Willensanstrengung nicht steuern kann.

Die Hirnrinde ist es, welche die Funktionsweise der quer gestreiften Muskulatur steuert, zu denen auch die gesamte Skelettmuskulatur des Menschen gehört – inklusive der Muskeln des Beckenbodens. Die glatten, nicht steuerbaren Muskeln der inneren Organe, zu denen die Vagina, die Gebärmutter, die Blase, der Magen, der Darm, die Wände der inneren Blutgefäße etc. gehören, werden durch das vegetative Nervensystem reguliert.

Die glatte Muskulatur kann zwar stark auseinandergezogen werden und sich reflexartig verkürzen, man kann sie aber bewusst kaum steuern.

Wir können bewusst, ganz nach dem eigenem Willen unsere Hände, Beine und den Rumpf des Körpers anspannen oder beugen, aber nicht die Vagina, den Darm, die Gebärmutter usw. Diese Organe können lediglich indirekt „gesteuert" werden.

Wie aber haben dann die alten Chinesinnen diese „Wunder" im Bett vollbracht?

Die Virtuosität, welche die alten Priesterinnen beim Sex von der Position der modernen Anatomie und Biomechanik aus an den Tag legten, erklärt sich durch die Trainiertheit der quer gestreiften Muskulatur des Beckenbodens:

- der Scheideneingang verengt sich durch die Verkürzung des vorderen Muskels
- Verkürzung der hinteren Muskeln und Verschluss des Anus
- die Rück- und die Seitenwände der Vagina werden verschoben durch die Verkürzung der Muskeln, welche den Anus anheben
- die Verengung des Vaginalkanals vollzieht sich durch die Verkürzung der Muskeln des urogenitalen Diaphragmas und das Diaphragma des Beckens
- der obere Teil des Vaginalkanals wird zusammengepresst durch die Erhöhung des Innendrucks im Bauchraum

Die Fähigkeit, alle aufgezählten Muskeln des Dammbereichs bis zur Vollendung zu beherrschen und darüber hinaus deren Synergisten, ermöglichte es den alten Liebespriesterinnen, Männer der höchsten Ämter im Bett zu unterwerfen, wozu auch die Imperatoren gehörten. Zu den Synergisten gehören die Muskeln des Bauches, des Gesäßes, der Oberschenkel und des Zwerchfells.

An dieser Stelle möchte ich Ihnen folgende Information nicht vorenthalten: Die sexuelle Energie, welche in so großem Umfang von den Eierstöcken und den Nebennieren während der intimen Gymnastik produziert wird, ist die beste Kosmetik und ein echtes Elixier der Jugendlichkeit für Frauen. Und unter dieser intimen Gymnastik verstehen wir das Training aller oben erwähnten Muskeln.

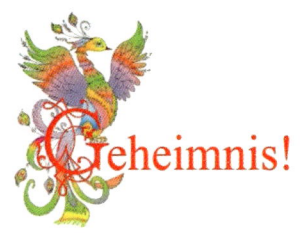

Geheimnis! Die Anatomie unseres Körpers ist so beschaffen, dass alle Muskeln (um die Augen herum, den Mund, die Harnröhre, und den Anus) miteinander verbunden sind.

Wenn also einer der Schließmuskeln des unteren Körperbereichs angespannt ist, werden gleichzeitig die Schließmuskeln der Augen und des Mundes angespannt – und umgekehrt. Das Zusammenpressen der Muskeln um die Augen und den Mund herum erhöht die Effektivität einer jeden beliebigen Übung, die für die Entwicklung des PC-Muskels wichtig ist. Und andererseits sind alle Übungen für den PC-Muskel gleichzeitig eine Massage für das Gesicht, den Kopf und auch den Hals.

Vielleicht möchten Sie sich ja jetzt gleich davon überzeugen? Atmen Sie ein und beim Ausatmen versuchen Sie den PC-Muskel zusammenzuziehen (machen Sie eine einziehende Bewegung gleichzeitig mit dem Anus und der Vagina). Dabei sollten Sie auf die Bewegung der Augenmuskeln und der Mundmuskeln achten. Sie machen alles richtig, wenn diese sich auch zusammenziehen. Und darauf folgen dann wellenartige, „massierende" Bewegungen im Kopfinneren. Auf diese Art und Weise werden durch die Übungen zur intimen Gymnastik nicht nur der untere Teil des Körpers gesund erhalten und verjüngt, sondern es wird auch eine gesundheitsfördernde, verjüngende Massage des Gesichts, des Gehirns, des gesamten Kopfes und des Halsbereichs durchgeführt.

Anmerkung: Um die Muskeln um die Augen herum anzuspannen, reicht es aus, die Stirn zu runzeln oder die Augen maximal „nach vorn zu schieben". Um die Muskeln um den Mund herum anzuspannen, genügt eine saugende Bewegung. Man kann auch die Lippen zusammenkneifen und sie dann nach vorn spitzen, als ob man jemanden küssen wolle. Nun vollführen sie einige dieser „Küsse".

Was spüren Sie im Bereich der Dammmuskeln? Nun wird Ihnen wahrscheinlich klar, warum beim leidenschaftlichen Küssen die sexuellen Wünsche erwachen. ☺

Welche Hilfsmittel sollte man für die intime Gymnastik verwenden?

In China und in Japan ziehen es die Frauen vor, die intime Gymnastik mit Jade-Eiern durchzuführen. Etwas ausführlicher werde ich darüber im dritten Teil des Buches berichten. Ich möchte aber zu den Hilfsmitteln für das Intimtraining noch einen Hinweis geben: Häufig empfehlen die europäischen Instrukteure für intime Gymnastik schon von der ersten Unterrichtsstunde an, ihren Schülerinnen sogenannte *Pump-Simulatoren* – unabhängig vom Zustand des Beckenbodens der Frau, was sehr fragwürdig ist.

Leider sind aufgrund des mit wenig Bewegung verbundenen Lebensstils oder aufgrund einer übermäßigen physischen Belastung – durch Schwangerschaften, Geburten, Erkrankungen und andere Faktoren – bei der Mehrzahl der Frauen (auch bei sehr jungen) die Beckenmuskeln vorzeitig erschlafft. Leider sind diese oft nur noch in der Lage, einem sehr geringen Druck im Bauch standzuhalten. Wenn man in diesem Zustand die Pump-Simulatoren einsetzt, können die geschwächten Muskeln noch mehr überdehnt werden. Solche Übungen können für einige Frauen Probleme mit der Gesundheit zur Folge haben: die Organe können sich senken, der Urin kann nicht gehalten werden, Polypen können sich bilden, Zysten usw.

Das Aufzeichnungsgerät, das nach Aussage des Erfinders die Stärke des Zusammenpressens der Muskeln aufzeichnet, zeigt in Wahrheit den Bauchinnendruck an. Die Messergebnisse, die so zwischen 180 und 200 Einheiten liegen können, verweisen auf eine Erhöhung des Bauchinnendruckes und eine Verlagerung der Gebärmutter nach unten. Und selbst, wenn Sie gelernt haben, sich nicht anzustrengen (nicht zu pressen oder mit dem Diaphragma zu arbeiten) und nur die Beckenbodenmuskulatur benutzen, werden Sie dennoch keine großen Resultate auf dem Pump-Simulator erblicken. Denn wenn Sie keine Bauchmuskeln und kein Diaphragma einbeziehen, wird die Vaginalkammer des Pump-Simulators sich *unter* dem Druck der Beckenmuskeln befinden. In diesem Falle drücken die Beckenmuskeln nur ein wenig die Scheide von unten zusammen.

Die Zeiger bewegen sich nur dann spürbar nach vorne, wenn das Atemdiaphragma, die Muskeln des Bauchraumes und des Beckenbodens zusammenwirken, was aber, wie Sie bereits wissen, mit einer Erhöhung des Innendrucks im Bauchraum verbunden ist – mit dem Risiko, dass die nicht vorbereiteten Muskeln noch mehr erschlaffen.

Deshalb gibt es eine ganze Reihe notwendiger vorbereitender Übungen, die vor den eigentlichen Trainingseinheiten der intimen Gymnastik (nicht nur für den Pump-Simulator) durchgeführt werden sollten. Die entsprechenden Übungen werde ich Ihnen nun gleich vorstellen.

Ausgerichtet sind die Übungen vor allem auf die Wiederherstellung einer physiologisch richtigen Lage des Beckens, einer Stärkung der Diaphragmen, Übertragung einer richtigen Atempraxis, auf die Vorbereitung des Organismus und auf eine physische Anstrengung insgesamt, mit der man früher so noch nicht konfrontiert worden ist. Das Hauptziel dieser Übungen ist es, die Organe und Organsysteme auf die Aufnahme der sexuellen Energie vorzubereiten.

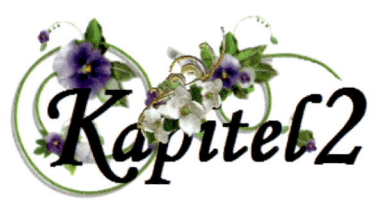

Vorbereitende Übungen

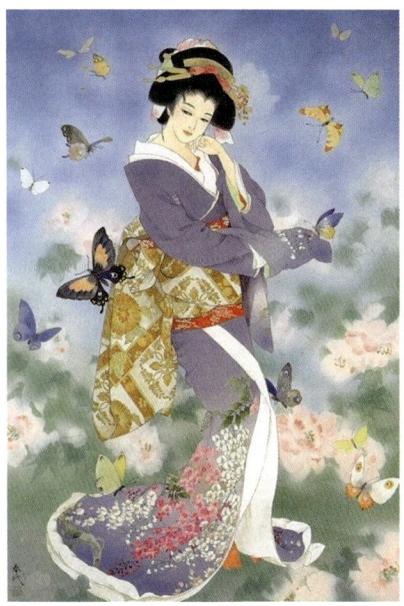

Abb. 27: Japanische Konkubine

„Medicus curat, natura sanat"

–

„Der Arzt behandelt, die Natur heilt."

Es ist eine unumstößliche Tatsache, dass auf dem Beckenboden das Gewicht der inneren Organe lastet und entsprechend muss die Kraft der unterstützenden Muskeln dieser Last entsprechen. Hierbei geht es nicht darum, superstarke Muskeln auszubilden, die Muskeln sollten jedoch ausreichend stark sein, um die Organe in einer anatomisch richtigen Lage zu halten und sie sollten sich leicht dem sich ständig ändernden Druck auf den Beckenboden anpassen können.

Viele Menschen meinen, dass angespannte Muskeln starke Muskeln seien und dass entspannte Muskeln schwach sind. Dies ist jedoch nicht der Fall. An sich sollten die Muskeln weder angespannt noch entspannt sein, sondern elastisch wie ein gutes Trampolin. Dies sind dann tatsächlich starke Muskeln.

Moderne biomechanische Forschungen in den USA haben gezeigt, dass angespannte Muskeln eigentlich schwache Muskeln sind. Wenn man bei einem solchen Zustand der Muskeln ihre Belastung noch erhöht (das ist der Fall, wenn man die speziellen Simulatoren anwendet), kann das erst recht zu ihrer Schwächung führen. Die Spezialisten kamen demzufolge zu dem Ergebnis, dass der Hauptgrund für schwache Muskeln in ihrer Überanspannung am Beckenboden zu suchen ist.

Worin besteht aber der Grund für die Überanspannung der Beckenmuskeln?

Vom Standpunkt der Biomechanik des menschlichen Körpers aus betrachtet, ist das Becken der wichtigste Teil des Skeletts, da eben dieses jenen Punkt bildet, um welchen herum alle Bewegungen und das Sitzen konzentriert sind. Um das Gewicht des oberen Körpers zu halten, muss das Becken sogar die Gravitationskraft überwinden. Die Natur hat das Becken des Menschen so geschaffen, dass es über eine Menge darin befestigter mächtiger Beckenmuskeln verfügt und dadurch die Standfestigkeit des Körpers garantiert ist, wenn die verschiedenen Kräfte und Lasten auf die Beine übertragen werden. Gleichzeitig führt eine über einen längeren Zeitraum vollzogene Verlagerung des Beckens (zu weit nach hinten oder nach vorn, eine Verlagerung durch Verletzungen oder zu hohe Schuhe usw.) dazu, dass es zu einer Störung der normalen Verteilung des Körpergewichts kommt, woraus eine Überanspannung und Schwächung des Bindegewebs-Muskel-Apparates des Beckenbodens resultieren kann.

Sobald sich die Muskeln des Beckens in einem übermäßig angespannten Zustand befinden, ist es weder sitzend noch stehend möglich, das Becken in der richtigen Lage zu halten. Der Körper fällt automatisch in eine zu weit gebogene Position (diese kann nach vorn oder nach hinten ausgerichtet sein), was dann zu Problemen mit den inneren Organen führt und zusätzlich zur Zerstörung der richtigen Körperhaltung, zu Schmerzen im unteren Teil des Rückens sowie zur Entstehung von Krankheiten wie *Spondylolisthesis* (Verschiebung der Wirbel), zu einem *Bandscheibenvorfall* oder zu einer *Stenose* (Verengung) des Wirbelkanals führen kann.

Die gewöhnliche Behandlung des Beckenbodens besteht darin, dass man die Muskeln stärkt, wobei dann das Becken meistens in der falschen Lage verbleibt. Eine solche Behandlung wird sich niemals als effektiv erweisen, denn das Beckenproblem wird sich auf jeden Fall wieder einstellen. Die Ursache für die Überbeanspruchung der Beckenmuskeln zu finden, sollte an erster Stelle stehen. Darüber hinaus sollte man darauf achten, dass sich das Becken in der richtigen Lage befindet.

Der Beckenboden erledigt seine Funktionen optimal, wenn das Becken sich in einer physiologisch richtigen Lage befindet: Die beiden hervortretenden Teile des Beckens schauen nach vorn, wenn wir die „Hände an die Hüfte" legen (Beckenkamm), sie sollten sich vertikal über dem Schambein befinden. So kann sich das Gewicht des Körpers gleichmäßig auf den gesamten Rücken verteilen.

Das Becken sollte auch nicht zu sehr nach hinten fallen, jedoch ebenso nicht allzu mittig sein. Die hinteren Muskeln (des Oberschenkels und der Waden) sollten nicht nach unten ziehen, und der Lendenmuskel und die gesamte Lendengegend sollten entspannt sowie der Bauch ohne Anspannung eingezogen sein. Einige Frauen sind es gewohnt, das Becken zu sehr nach vorn zu ziehen, da ihnen die Mütter oder die Großmütter gesagt hatten, sie sollten den Hintern nicht zu sehr rausstrecken. Andere wiederum verlagern das Becken zu sehr nach hinten, um „sexy" zu wirken.

Das Tragen schwerer Lasten in jungen Jahren und im Sport kann auch ein Grund dafür sein, dass man die Muskeln des Beckenbodens zu sehr schwächt. Deshalb ist es sicher nicht verwunderlich, dass es gerade die Sportlerinnen sind, die mit dem Problem der Überanspannung des Beckenbodens zu tun haben.

Aber es hat nicht nur etwas mit schweren Lasten zu tun. Aufgrund der Belastung einer bestimmten Muskelgruppe sind die Becken der weiblichen Athletinnen etwas „verdreht" und die der Turner „ausgebeult". Das heißt, die richtige Lage des Beckens wurde meist schon früh gestört. Entsprechend einer Statistik haben mehr als 40% der Leistungssportlerinnen mit Beckenproblemen zu tun. Viele haben auch einen anormalen Menstruationszyklus, leiden unter Unfruchtbarkeit und schweren Geburten.

Ein anderer, weit verbreiteter Grund für einen Schiefstand des Beckens und Schwächung der entsprechenden Muskeln ist der Folgende: Nach der Geburt tragen viele Mütter ihren Säugling noch lange auf dem Arm. Dieser aber wächst schnell und somit nimmt sein Gewicht jeden Tag zu. Der nach der Geburt noch nicht wieder gefestigte Beckenboden der Mutter wird hierbei wieder von einer Überbeanspruchung erfasst und noch schwächer.

Um nun aber bei Bedarf das Gleichgewicht und die Harmonie in Ihrem Beckenboden wiederherzustellen, schlage ich vor, jetzt endlich zu den praktischen Übungen überzugehen.

Wir beginnen mit einem sehr nützlichen Test…

Die richtige Lage des Beckens – ein Test

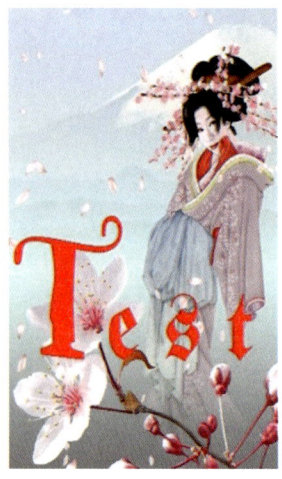

Abb. 28: Konkubinen-Test

Lassen Sie uns nun eine kleine Übung durchführen und herausfinden, ob Sie Ihr Becken in der richtigen Lage halten: Ziehen Sie dazu die Schuhe aus und stellen Sie sich mit nackten Füßen auf den Boden, wobei Sie Ihre gewöhnliche Körperhaltung einnehmen. Spüren Sie dabei, dass das Körpergewicht vor allem auf dem vorderen Teil des Ballens ruht? Wenn das so ist, dann heben Sie Ihr Becken an und bewegen es nach hinten, bis Sie spüren, dass das Gewicht des Körpers sich über den gesamten Fuß verteilt. Gleichzeitig spüren Sie, dass sich das Rückgrat gerade aufrichtet und der Bauch etwas flacher wird. Wenn das Becken nun richtig „steht", spüren Sie, dass die Fettfalte auf dem Bauch immer kleiner wird und fast völlig verschwindet. Nehmen Sie dies einfach nur wahr…

Nun bitte ich Sie zu überprüfen, inwieweit Sie nur die Zehen vom Boden abheben können. Gelingt es Ihnen? Wenn Sie die Zehen anheben, versuchen Sie einmal, den restlichen Teil des Fußes umso dichter an den Boden zu pressen und dabei auf eine gleichmäßige Verteilung des Körpergewichts über den gesamten Fuß zu achten. Versuchen Sie dann, die Zehen ganz weit zu spreizen und so weit wie möglich zur Seite zu strecken. Dabei stützen Sie sich bitte auf alle Zehenkuppen, und das Körpergewicht wird sich so über den gesamten Fuß verteilen.

Das ist eine sehr einfache, aber effektive Übung. Führen Sie diese Testübung einige Male am Tage durch, so werden Sie schnell lernen, Ihr Becken in der richtigen Lage zu halten.

Um Ihr Becken vor einer Fehlhaltung zu schützen, ist es außerdem wichtig, am besten keine bzw. nicht so häufig Schuhe mit hohen Absätzen zu tragen. Schon lange ist es wissenschaftlich bewiesen, dass das Tragen von hochhackigem Schuhwerk dem weiblichen Organismus dauerhaften Schaden zufügt, und zwar aus den folgenden Gründen:

1. Beim Tragen von Absatzschuhen ist das Becken immer in einer falschen Lage und die Muskeln werden überbeansprucht.

2. Wenn Füße in Schuhen mit zu hohen Absätzen zusätzlich noch eingequetscht werden (besonders, wenn sie nach vorn noch spitz zulaufen), ist die Blutzirkulation stark gestört. Die Zehen können sich in solchen Schuhen nicht ausbreiten, obwohl sie von Natur aus speziell dafür geschaffen wurden, das Körpergewicht auszubalancieren und den Körper im Gleichgewicht zu halten. Werden nun aber die Zehen zusammengepresst, muss das Becken sich nach vorn oder zur Seite wölben. Dabei die richtige Beckenlage beizubehalten, ist absolut nicht möglich.

Sollten Sie also hohe Absatzschuhe tragen, versuchen Sie bitte, diese zwischendurch immer mal wieder auszuziehen, um den Füßen bzw. den Zehen den nötigen Platz zu geben, damit sie sich erholen können und das Blut optimal zirkulieren kann.

Versuchen Sie außerdem zu Hause, so oft wie möglich barfuß zu gehen. Nutzen Sie jede Möglichkeit, barfuß über das Gras unserer lieben Mutter Erde zu laufen oder durch warmen Sand. Dann werden Sie nicht nur die Gesundheit ihrer Füße wiederherstellen, sondern sich auch selbst mit Energie aufladen. Schließlich sind wir Frauen die Leiter und Bewahrer der Energie der Erde – durch sie geben wir unseren Kindern und unserem Mann Kraft. Die alten Römer z.B. liefen bis zur Volljährigkeit barfuß und waren sehr gesund. Gesunden Füßen maßen sie eine große Bedeutung bei, genauso wie die Schamanen des alten Mexikos. Von ihnen sind Übungen überliefert, die eine Reihe von Fußübungen enthalten, die man am besten jeden Tag ausführen sollte.

Die Füße sind ja nicht nur die Stütze unseres Körpers, sie sind auch verantwortlich für die Nutzung aller Energien, die sich im unteren Körper befinden. Sie sind die Gefäße und Reservoirs, die die unteren Energien in sich sammeln. Wenn sich im Körper einer Frau jedoch keine nach oben gerichtete Bewegung vollzieht, werden diese Energien einfach zerstreut. Damit das nicht geschieht und sich die Energie aus den Füßen gebündelt nach oben bewegen kann und über den Körper ausbreitet, gibt es spezielle Übungen. Des Weiteren verlaufen Meridiane durch die Füße, und an den Fußsohlen befinden sich zahlreiche Reflexpunkte der Organe. Daher wirken sich alle Übungen für die Füße sowie eine Fußmassage sehr wohltuend auf das gesamte Körpersystem aus.

Auf der nachfolgenden Seite finden Sie eine sehr einfache, aber effektive Übung für die Füße. Diese trägt dazu bei, die richtige Blutzirkulation wiederherzustellen – und dies nicht nur in den Füßen, sondern ebenso in den Waden und Oberschenkeln. Sie hilft außerdem, die Zehen zu begradigen sowie deren Knorpel und Gelenke auszurichten (sie werden nicht mehr knacken) und den Fuß beweglicher zu machen, um Stauchungen und Zerrungen zu verhindern.

Übrigens gehört diese Übung zu den wichtigsten Übungen der Schamanen des Alten Mexikos – es handelt sich um die sog. *Magischen Pässe* und ist vorgesehen für das Ausbalancieren und die Umverteilung der Energien durch alle Chakren nach oben.

Zu den unteren Energien gehört auch die *Energie der Absicht*, die den Menschen heute im Alltag oftmals sehr fehlt. Gleichzeitig wird diese Energie aber ständig in großer Menge unter den Fußsohlen und in den Kniegelenken gespeichert. Daher ist es sehr wichtig, die Übungen durchzuführen, um diese Energie optimal zu nutzen und nach oben steigen zu lassen, damit sie sich in der Folge über den gesamten Körper verteilt.

Übung *Das Abrollen der Füße*

Stellen Sie sich bitte gerade auf Ihre Füße, die Fersen parallel zueinander. Der Abstand zwischen den Fußsohlen sollte ungefähr eine Fersenbreite betragen. Den Rücken richten Sie dabei auf, das Diaphragma halten sie nach oben, die Schultern strecken Sie vor, die Hände legen Sie an die Taille. Nun ziehen Sie beim Ausatmen den Bauch zusammen und halten ihn so, ohne sich anzuspannen. Beim Einatmen lassen Sie den Bauch wieder los.

   Ausgehend von dieser Position stellen Sie nun ein Bein auf die Fersen (mit gespanntem Knie) und das andere auf die Zehenspitzen (mit etwas gebeugtem Knie).

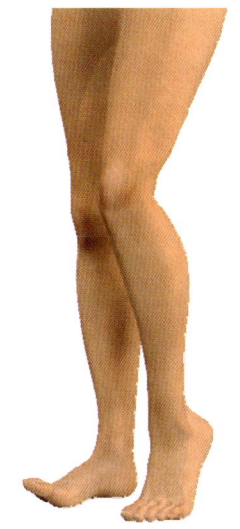

Abb. 29: Ein Bein auf die Fersen stellen, das andere auf die Zehenspitzen

Nun sollten Sie, ohne die Bodenhaftung zu verlieren, im Wechsel die Fußsohlen so abrollen, dass sie alle Punkte berühren und sich das gespannte Knie mit dem gebeugten Knie abwechselt. Sie können sich dabei vorstellen, dass Sie Wein stampfen, ohne die Fußsohlen völlig vom Boden zu heben. Wenn ein Fuß auf Zehenspitzen steht, ist das Knie leicht gebeugt, der andere Fuß steht währenddessen auf der Ferse und die Zehen heben sich leicht an und werden nach oben gezogen, das Bein ist gerade, das Knie gestreckt.

   Es ist besser, diese Übung recht schnell durchzuführen, da bei einem langsamen Tempo das Gleichgewicht schwerer zu halten ist. Sie sollten diese Übung nicht weniger als 16 Mal im Wechsel durchführen und dreimal wiederholen. Ansonsten können Sie diese Übung so oft durchführen, wie Sie mögen, denn sie ist trotz ihrer Einfachheit sehr effektiv für Ihre Gesundheit. Während der Übung könnte sich bei Ihnen durch

Absenkung der Organe ein verstärkter Harndrang einstellen. Unterbrechen Sie in diesem Fall einfach die Übung und folgen Sie diesem Bedürfnis.

Etwas schwieriger in der Durchführung könnte diese Übung werden, wenn Sie lange keinen Stuhlgang hatten und der Darm übervoll ist oder Sie unter Blähungen leiden. Falls Sie über zwei Tage keinen Stuhlgang hatten, sollten Sie auf diese Übung erst einmal verzichten, um den Darmmuskel des Beckenbodens nicht zu überfordern.

Übrigens kann die Übung des Fußabrollens auch bei einer anderen sehr guten und populären Sportart helfen, die viele nicht richtig durchführen – dem Joggen. Das Joggen ist für den gesamten Organismus sehr gesund, und es dient auch dazu, die unteren Energien nach oben in den Körper zu verteilen. Viele Menschen haben jedoch die falsche Lauftechnik: Sie stoßen sich von der Erde nicht mit der Ferse ab, sondern mit den Zehen (viele laufen sogar allgemein auf diese Art).

Für die Lungen bleibt ein solcher Lauf natürlich auch gesund, aber nicht für den gesamten Organismus. **Wenn man nämlich auf Zehenspitzen läuft, vollzieht sich kein ausreichender Blutzustrom in das kleine Becken und die Venen werden zu sehr angespannt.**

Beim Joggen sollte deshalb die gesamte Fußsohle beteiligt sein, der Anstoß für das Bein sollte sich von der Ferse aus vollziehen, und er sollte dabei nicht hart und schmerzhaft sein, sondern weich und elastisch. So, wie man mit der Ferse die Erde berührt, kann man sich mit ihr auch wieder von ihr abstoßen.

Zu erlernen, wie man sich mit der Ferse von der Erde während des Laufens abstößt (manchmal auch während des Rennens), dafür hilft die Übung *Das Abrollen der Füße*.

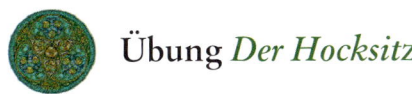 **Übung** *Der Hocksitz*

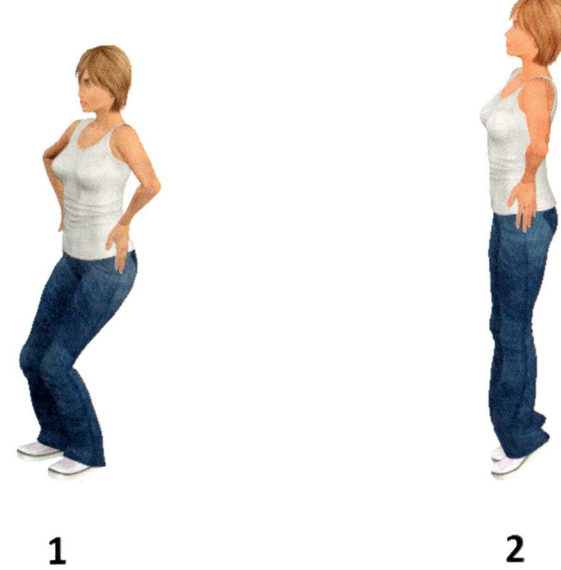

1   2

Abb. 30: *Der Hocksitz*
In Position 1 gehen die Kniegelenke nicht über die Zehenlinie hinaus.
In Position 2 stellen Sie sich auf die Zehenspitzen und strecken sich nach oben.

Man stellte mir oft die Frage, ob es denn eine Übung oder Körperhaltung gibt, bei welcher sich der optimale Muskeltonus des Beckenbodens von alleine einstellt. Diese Frage ist einfach zu beantworten: Ja, man kann. Und dafür muss man nur eines tun – in die Hocke gehen!

Bitte beachten Sie bei dieser Übung, dass im Hocksitz die Kniegelenke nicht über die Linie der Zehen hinausgehen. Außerdem sollte eine maximale Bewegung des Beckens nach hinten erfolgen, wodurch das Gewicht auf dem Po lagert. Im Gegensatz dazu würde ein Hinhocken, bei dem die Knie nach vorn und über die Zehenlinie hinausgehen, die

Last vom Po wegnehmen und sie mehr auf den vorderen Bereich der Hüfte verlagern, was nicht der Fall sein soll.

Obwohl der Hocksitz zu den ältesten und natürlichsten Bewegungen des Menschen gehört, hängt die Tiefe der Ausführung von Ihrem aktuellen Gesundheitszustand und von der Beschaffenheit Ihrer Beine und des Beckens ab. Die meisten Übungs-Anfänger, die im Alltag recht selten in die Hocke gehen, werden merken, dass ihre Hocke (mit Betonung auf die Po-Muskeln) nicht sehr tief sein wird. Das ist jedoch überhaupt nicht schlimm und sollte niemanden entmutigen! Führen Sie einfach diese Hockübungen jeden Tag durch und Sie werden feststellen, dass Sie recht schnell zu besseren Ergebnissen kommen. Für mich sind diese Hockübungen eine wunderbare Form zum Aufwärmen geworden und auch zu einer Art der Erholung von der statischen Pose des Sitzens am Computer. Sogar die Augen können sich dabei von der Computerarbeit während des Trainings erholen!

In die Hocke zu gehen, ist die effektivste Art und Weise, um einen optimalen Zustand des Beckenbodens wiederherzustellen und hilft zusätzlich, das Bindegewebe und die Muskeln auf die Übungen der intimen Gymnastik vorzubereiten.

Dabei geht es hier nicht um irgendwelche besonderen Hockübungen, sondern um das ganz gewöhnliche „Hinhocken". Allein durch diese regelmäßig zu wiederholende Übung wird sich schnell eine positive Veränderung im Beckenboden einstellen. Übrigens helfen diese Hockübungen auch wunderbar, den Po zu straffen und tragen zudem dazu bei, dessen straffe Form und Elastizität wieder zu erlangen bzw. zu erhalten.

Schlaffes Bindegewebe und schlaffe Muskeln am Po verstärken eine Dysfunktion des Beckenbodens. Durch die Hockübungen wird nun aber das Bindegewebe gestärkt und das Kreuzbein gleichzeitig nach hinten gezogen. Dies ist sehr wichtig, denn die Muskeln, die tatsächlich das Kreuzbein von einem Vorfall abhalten, sind die Muskeln am Po. Wenn man sich nun ganz tief hinhockt, um die hintere Neigung des

Kreuzbeins zu stimulieren und die Funktionsweise der Muskeln des Beckenbodens auszubalancieren, ist das eine ideale Übung. Darüber hinaus sind diese Hockübungen sehr gut für die Rückenmuskeln und für die vier Hauptmuskeln im Hüftbereich. Dies hilft Ihnen dabei, auch in Zukunft Beckentraumata zu verhindern, genauso wie Probleme mit dem Knochenapparat.

Wenn man in Betracht zieht, dass das Hinhocken nicht irgendeine Übung ist, sondern zu den Basisbewegungen des Menschen gehört, ist es sinnvoll, diese in den Alltag einzubeziehen – und zwar so oft wie möglich. Man kann diese Übung ausführen, wenn man Hausarbeiten verrichtet, mit dem Kind spielt oder sich in der Natur aufhält – versuchen Sie sich immer wieder Zeit zu nehmen und machen Sie einfach Hockübungen! Das ist die einfachste Weise, Ihren Körper zu verjüngen und ihn zu stärken.

Die Aktivität der Gesäßmuskeln wird bei dieser Übung vor allem beim Aufstehen angeregt, aber Sie können auch eine Weile am unteren Punkt verweilen (etwas sitzen bleiben), besonders wenn Sie sich dabei entspannen können. Wenn Sie dies täglich 2-3 mal praktizieren und je 10-15 Hocksitze in ihrer eigenen Geschwindigkeit durchführen, werden Sie schnell die positiven Veränderungen sehen und spüren können, wie z.B. die Entlastung der für gewöhnlich überspannten Muskeln und Gelenke eintritt. Weiterhin wird das Becken gestärkt, die Hüften, die Knie und die Knöchel, was insgesamt zu einer guten Körperhaltung beiträgt.

Ein weiterer, bemerkenswerter wiederherstellender Effekt bietet die Kombination des Hockens mit Übungen, die zusätzlich bestimmte Muskeln dehnen. Vor allem dann, wenn es bei solchen Übungen zu einem Stretching der Wadenmuskeln, der Oberschenkel-, Leisten- und Adduktoren-Muskeln kommt. Dies geschieht, wenn man die Hocksitz-Übung wie folgt erweitert: Man setzt sich wie auf einen unsichtbaren Stuhl und stellt die Füße dabei auf die Zehenspitzen, was das Strecken des Körpers zusätzlich unterstützt.

Nachfolgend habe ich noch drei spezielle heilsame Übungen für Sie parat, welche der Wiederherstellung der richtigen Lage des Beckens dienen und auch zu einer guten Körperhaltung führen. Diese Übungen führen Sie am besten vor einem Spiegel aus, in welchem Sie sich selbst in voller Größe sehen können, um die Lage des Körpers während der Übung zu kontrollieren.

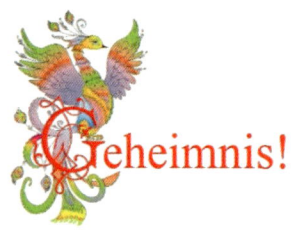

Geheimnis! *Wenn man während der Schwangerschaft täglich 2-3 Mal mindestens 10-15 Hock-übungen durchführt, hat man eine wunderbare Form der Geburtsvorbereitung,* denn die Stärke der Beckenmuskeln hat während der Schwangerschaft und der Geburt einen sehr hohen Stellenwert. Darüber hinaus helfen solche Übungen, eine Steißlage des Kindes zu verhindern, was auch einer der Gründe für schwierige Geburten sein kann und häufig operative Eingriffe notwendig macht.

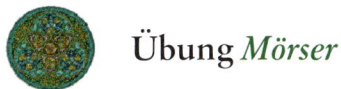

Übung *Mörser*

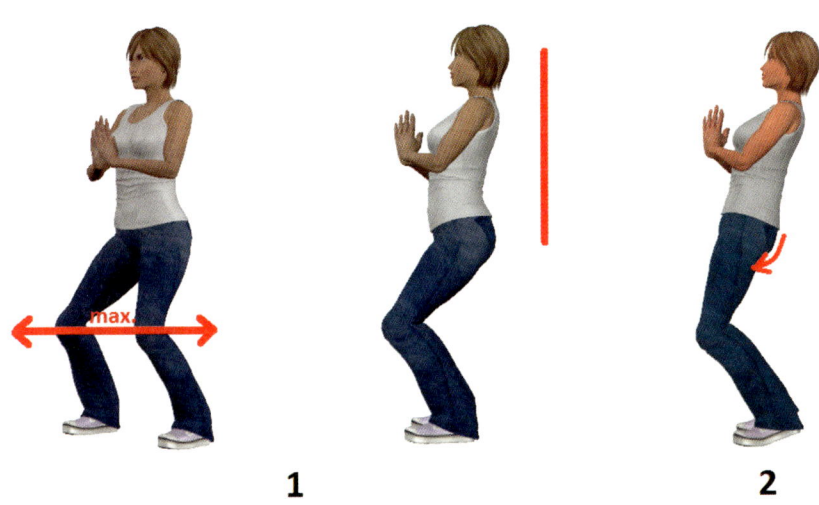

1   **2**

Abb. 31: Die Mörser-Übung bringt den Beckenboden ins Gleichgewicht

Um Ihre Körperhaltung besser beobachten und kontrollieren zu können, setzen Sie sich bitte seitlich auf einen Stuhl vor den Spiegel, halten
Ihren Rücken gerade und spreizen dabei die Schenkel und Beine, soweit
es geht. Nehmen Sie die Hände nach oben und kreuzen Sie diese vor
Ihrer Brust. Strecken Sie nun das Becken so weit wie möglich nach vorne, wobei das Steißbein nach vorn und nach unten gerichtet sein soll.
Der Rücken soll dabei gerade aufgerichtet bleiben. Atmen Sie gut durch
und halten Sie diese Position ca. 30 Sekunden lang. Diese Übung bringt
den Beckenboden wunderbar ins Gleichgewicht und stellt eine positive
Spannung der Muskeln wieder her.

Wenn Sie das einige Male vor dem Spiegel üben, bekommen Sie
schnell ein Gefühl für die korrekte Körperhaltung. Dann können Sie
auch diese Übung wunderbar in Ihren Alltag integrieren und so oft wie
möglich durchführen, am besten 3-5 Mal täglich.

Übung *Korrektur des Beckens*

Bei einem *nach vorne* verschobenen Becken:

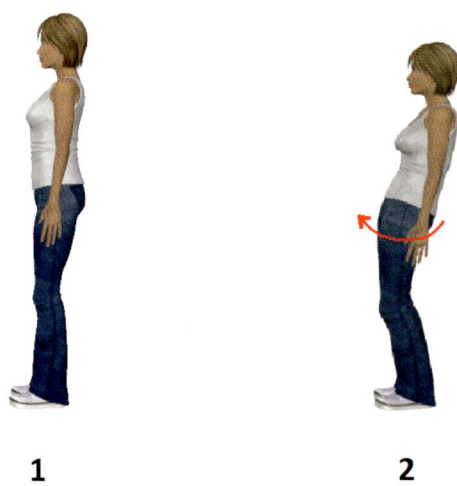

1   2

Abb. 32: Korrektur des Beckens bei *nach vorne* verschobenem Becken
Position 1: Ausgangssituation, Position 2: Bewegung nach vorne

Stellen Sie sich mit dem Gesicht zum Spiegel, damit Sie sich in ganzer Größe von vorne sehen können. Die Fersen stellen Sie in kleinem Abstand voneinander auf, und in den Knien können Sie einfach locker stehen. Schieben Sie dann Ihr Becken weit nach vorne, ohne den Rücken nach hinten zu verlagern. Nun schieben Sie das Becken in dieser Form 16 Mal nach vorne. Beim 16. Mal halten Sie die Position des vorgeschobenen Beckens bitte etwas länger und drücken dabei Ihren Po zusammen und das Steißbein nach unten. Zählen Sie beim Halten der Position bis 16, atmen Sie dabei ruhig weiter und kehren dann in die Ausgangslage zurück, wobei Sie bitte darauf achten, dass Ihr Becken nicht zu weit nach hinten fällt.

Diese Übung können Sie insgesamt 16 Mal wiederholen und 2-3 Mal täglich durchführen.

Bei einem *nach unten* verschobenen Becken:

(Es löst das Problem zusammengekniffener, angespannter Gesäßbacken, die jedoch eigentlich erschlafft sind, sowie Probleme mit steifen Kniegelenken.)

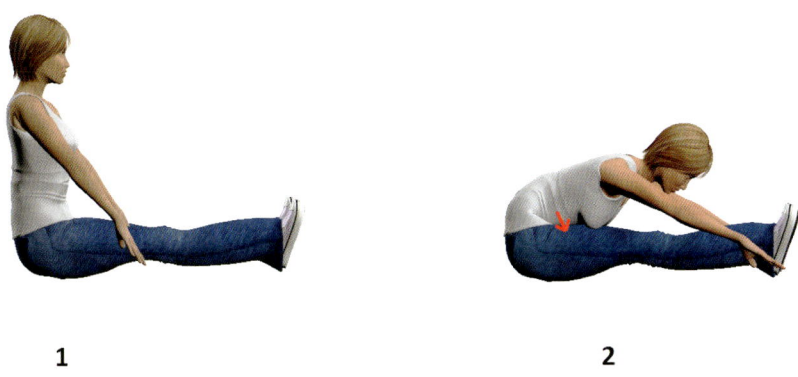

1   2

Abb. 33: Korrektur des Beckens bei *nach unten* verschobenem Becken
Position 1: Ausgangssituation, Position 2: Bewegung nach vorne

Suchen Sie sich eine freie Stelle an der Wand und setzen Sie sich auf den Boden, mit dem Rücken zur Wand. Man kann die Knie anwinkeln, um sich dichter an die Wand pressen zu können und diese Lage mit den Händen unterstützen. Sitzen sollte man auf den sogenannten Sitzknochen (wenn Sie sich von einer Seite auf die andere in der Sitzposition schaukeln, spüren Sie diese).

Aus dieser Ausgangslage, mit dem Rücken an der Wand, strecken Sie die Beine nach vorne aus und neigen Sie den Rumpf etwas nach vorn und nach unten, hin zu den Beinen, wobei der Rücken nicht gekrümmt werden sollte (man kann die Knie ein wenig beugen, wenn es schwer fällt, diese zu strecken). Schieben Sie nun den Nabel nach vorne in Richtung Boden und kehren Sie anschließend in die Ausgangslage zurück.

99

Bei der Durchführung dieser Übung sollte man darauf achten, sich nicht auf dem Sitzknochen in die eine oder andere Richtung zu bewegen und der Rücken sollte immer gerade sein. Wenn Sie den Körper nach vorne beugen, versuchen Sie die Bewegung so auszuführen, als ob jemand Ihren Kopf nach vorn und nach unten ziehen würde. Nachdem Sie in die Ausgangslage zurückgekehrt sind, versuchen Sie den Rücken nach wie vor gerade und die Schultern entspannt zu halten.

Wiederholen Sie diese Übung 16 Mal.

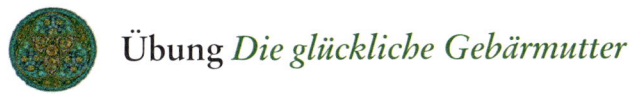

Übung *Die glückliche Gebärmutter*

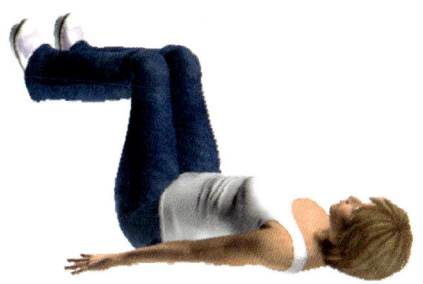

Abb. 34: Die glückliche Gebärmutter entspannt Muskeln des Beckenbodens

Legen Sie sich auf den Rücken und winkeln Sie die Beine an. Bringen Sie das Kreuzbein in eine bequeme Position, wobei Sie es auf den Boden drücken. Die Beine liegen etwas gespreizt auseinander. Versuchen Sie nun, auf dem Kreuzbein hin und her zu schaukeln und einfach nur zu atmen. Die Yogis würden sagen: *„Atmen Sie in das Becken hinein."* Diese Übung trägt dazu bei, die Muskeln des Beckenbodens in einen optimalen Spannungszustand zu versetzen, wodurch das weibliche Hormonsystem in einen normalen Zustand gelangt und der Hormonspiegel normalisiert wird.

Mir ist durchaus bewusst, dass diese Ausgangshaltung nicht von ungefähr im Yoga als *Pose der glücklichen Gebärmutter* bezeichnet wird. Im Übrigen sind auch die Gefühle während dieser Übung recht angenehm.

Die Dauer der Übung liegt bei Ihnen, denn Sie können Sie so lange durchführen, wie Sie Lust dazu haben. Zum Abschluss können Sie Ihre Beine und Arme ausbreiten und noch eine Weile einfach liegen bleiben und sich entspannen sowie sich etwas Angenehmes vorstellen oder einfach nur träumen…

Wie auch immer das Becken verschoben ist, diese Übungen helfen in jedem Fall, es grundlegend zu korrigieren. Und bei regelmäßiger Durchführung der Übungen wird Ihr Bauch flacher und Ihr Po straffer. Sie werden staunen, wie Sie spätestens nach einem Monat ein anderer Mensch sein werden und Sie ein schöner Po schmücken wird – mit viel Sexappeal (natürlich abhängig von dem Ausgangszustand Ihres Beckens). Jedoch wird nicht nur Ihre Figur hierdurch optimiert, sondern Ihr Körper auch vor Inkontinenz bewahrt.

Jetzt sind Sie wunderbar vorbereitet! Das Becken befindet sich am richtigen Platz und wir gehen mit einem befreiten Gefühl weiter in eine NEUE GEGENWART!

Die Kraft des Atmens

Auf den ersten Blick mag es manchmal so scheinen, als würden die Yogis und Taoisten die Wichtigkeit des richtigen Atmens überbetonen. Man kann jedoch in der Tat die Atmung kaum hoch genug bewerten, denn das Atmen ist unschätzbar wichtig. Unser Leben beginnt mit dem ersten Atemzug und so lange wir atmen, leben wir. Das Atmen ist für die Lebenskraft des Organismus sogar viel wichtiger, als essen oder schlafen. Der Mensch kann eine Woche ohne Wasser, einen Monat ohne Nahrung und einige Tage ohne Schlaf auskommen, aber wenn er 5-7 Minuten nicht atmet, stirbt er.

Im Körper eines erwachsenen Menschen befinden sich mehr als 100 Trillionen lebendige Zellen, die alle atmen müssen. Je vollkommener und effektiver dieses Atmen ist, umso besser ist es um Ihre Gesundheit bestellt, und auch Ihr Verstand bzw. Geist wird umso besser arbeiten. Die sakralen Lehren sagen hierzu Folgendes: Durch den Atem ist eine Frau mit dem Element der Luft verbunden, die ihr das Gefühl des eigenen Wertes vermittelt sowie Unabhängigkeit und Freiheit – Ihre Intuition wird gestärkt und sie zu schöpferischem Handeln angeregt.

Die Yogis nutzen schon seit Jahrtausenden die ungewöhnlichen Eigenschaften des Atmens, und das tun auch die Taoisten, die Schamanen und Magier. Psychologen und Psychotherapeuten nutzen heutzutage ebenso spezielle Atemtechniken, wenn sie mit ihren Patienten arbeiten. Es gibt demzufolge spezielle Atemtechniken, die dazu beitragen sollen, das Chronische Müdigkeitssyndrom, Depressionen, Stimmungsschwankungen und Aggressionen zu lindern und sogar zu beheben.

Das richtige und heilende Atmen kann somit der Beginn der Heilung einer jeden Erkrankung sowie die Überwindung jedes sich einstellenden Problems sein. So wirkt sich das Atmen auch auf unsere Emotionen aus, das heißt, Atmen und Emotionen spiegeln einander wechselseitig wider. Ein ausgeglichener, ruhiger Mensch atmet somit grundlegend anders als ein Mensch im Stresszustand. Fühlen wir uns also ruhig und leicht, atmen wir auch ruhig und leicht. Aber sobald uns etwas bedrückt oder stresst, wird der Atemrhythmus sofort ein anderer. Er wird schneller, abgehackter und ungleichmäßig. Wenn ein Mensch ängstlich ist oder erschrickt, beginnt das Herz schneller zu schlagen, das Atmen jedoch verzögert sich. Bei großer Angst oder einem Schock stellt der Körper sogar völlig das Atmen ein. Wenn man Kummer und Trauer spürt oder weinen muss, atmet man meist sehr angestrengt ein und nur schwach wieder aus. In einem solchen Zustand bedürfen wir der Beruhigung, einem Zustrom an positiver Energie und auch der Aufmerksamkeit und Zuwendung anderer Menschen.

Chronische Traurigkeit kann zu einer Depression oder auch zu Apathie führen sowie ernsthaften Erkrankungen, wie zum Beispiel einem Lungenemphysem. Denn wenn Menschen traurig sind, fühlen sie sich leer und sind nicht dazu in der Lage, ihre Außenwelt mit Energie zu erfüllen – und das wiederum zeigt das schwache Ausatmen. Bei Wut allerdings ist das Ausatmen viel stärker als das Einatmen. Im Zorn versucht der Mensch nämlich, so viel negative Energie wie möglich aus sich herauszuschleudern, und es kommt zu einem starken Ausatmen. Doch Zorn führt ebenfalls dazu, dass man die ankommende Information nicht mehr richtig wahrnimmt, wodurch man nur noch schwach einatmet. Sie sollten wissen, dass chronischer Zorn oder Erbostsein (vor allem, wenn es unterschwellig ist) dazu führen, dass sich asthmatische Beschwerden bilden oder dass es zu anderen schweren Krankheiten kommt, einschließlich Krebs.

Die beste Methode, um emotionale Barrieren und Konflikte auszuschalten – sowohl innerer als auch äußerer Natur – ist es, zu einem normalen Atemrhythmus zurückzukehren. Wenn Sie Angst haben, beginnen Sie einfach tiefer Atem zu holen und die Angst wird schneller verschwinden. Wenn Sie traurig sind oder durch irgendeinen Schmerz bedrückt werden, dann atmen Sie einfach voll und stark aus. Nach dem Ausatmen halten Sie den Atem an und atmen langsam ein. Atmen Sie so weiter, bis der Atem wieder komplett zur Ruhe gekommen ist. Bei intensivem Ausatmen wird die Kraft der durchlebten Gefühle nach außen geschleudert und es wird Ihnen gleich besser gehen.

Sobald Sie zornig sind, holen Sie aus voller Lunge Atem und halten ihn an, so lange Sie können. Anschließend atmen Sie lange, ruhig und langsam aus. Ein solches Atmen befähigt Sie dazu, die von außen zuströmende Information adäquat aufzunehmen.

Die Atemtechniken für einen ausgeglichenen Atem schützen Sie nicht vor Ereignissen, die negative Emotionen und Gefühle hervorrufen können, sondern befähigen Sie, die entstehenden Probleme mit der nötigen Ruhe und Klarheit zu lösen.

Das Atmen ist mit der Dauer des Lebens verbunden. Schon die alten indischen Yogis und die alten Taoisten wussten: Je langsamer und ruhiger der Organismus atmet, umso länger wird er leben. Zum Vergleich: Ein Hund macht an die 40 Atemzüge in der Minute und lebt ungefähr 20 Jahre. Der Mensch macht ungefähr 17 Atemzüge in der Minute und lebt ungefähr 70 Jahre. Eine Schildkröte macht 1 bis 3 Atemzüge in der Minute und lebt bis zu 500 Jahre.

Die für den Organismus nützliche Atemtechnik ist nicht das tiefe Atmen, sondern das ruhige, gleichmäßige Atmen, mit einem kleinen Zurückhalten von Ein- und Ausatmen.

Noch in den 1950er-Jahren des vorigen Jahrhunderts hat der russische Arzt Prof. Dr. K. Buteyko auf experimentellem Weg bewiesen, dass man bei Anfällen bronchialen Asthmas den Patienten dazu bringen muss, oberflächlich und nicht tief zu atmen, um seinen Zustand sofort zu verbessern. Setzt man nach einem Anfall das tiefe Atmen wieder fort, würden die Symptome des Asthmas zurückkehren. Seinerzeit war das eine herausragende Entdeckung in der Medizin.

Spezielle Yoga-Techniken, die mit Anhalten des Atems verbunden sind, sog. *Bandhas* (Energieverschlüsse) – sind anerkannt als Übungen, welche den Organismus verjüngen und gesunden lassen bzw. gesund erhalten. Bis in die 1960er-Jahre hinein wurden diese und andere Methoden von den Yogis ganz und gar geheim gehalten und nur von einem Lehrer an seine Schüler weitergegeben.

Das Atmen ist direkt verbunden mit dem Strömen der inneren Energie im menschlichen Körper – und dies hat wiederum eine große Bedeutung für die Praxis der intimen Gymnastik. Ziel hierbei ist nicht nur die erfolgreiche und nützliche Anspannung der richtigen Muskelgruppe, sondern die wichtige Unterstützung der richtigen Energieverteilung im Körper.

Die Ressourcen der Sexualenergie, welche durch die Übungen der intimen Gymnastik angeregt werden, sollen ausbalanciert im ganzen Körper verteilt, aber auch bewusst in jeden Körperbereich geleitet werden, der dies benötigt – und genau hierbei hilft das richtige und gezielte Atmen.

Das 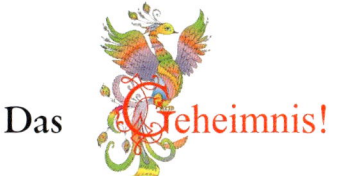 Geheimnis! der sexuellen Energie

Wie bereits erwähnt, hat die sexuelle Energie (*Ying*), die an sich neutral ist, die Eigenschaft, alles zu vergrößern, was im Menschen in dem jeweiligen Augenblick vorhanden ist. Dies betrifft vor allem den emotionalen Zustand, die Gefühle, Gedanken und Emotionen. Sobald sie aktiviert ist, verstärkt die sexuelle Energie nicht nur diese emotionalen Zustände, sondern kann sie auch in ganz reale Lebensereignisse umwandeln.

Meine persönlichen Erfahrungen und die meiner Klienten analysierend, habe ich eine Gesetzmäßigkeit festgestellt: Indem man die Kraft der aktiven Sexualenergie materialisiert, ist diese in erster Linie auf innere psychologische Konflikte gerichtet, wie z.B. Ängste und Verletzungen. Sogar die sehr tief sitzenden Emotionen können durch die sexuelle Energie an die Oberfläche kommen und sich derart manifestieren, dass sie Ereignisse im Außen hervorrufen bzw. unser Umfeld diese Zustände spiegeln.

Wozu geschieht das? Damit sie für uns sichtbar werden, in unser Bewusstsein dringen und wir uns für immer von ihnen verabschieden können. Das ist wichtig, damit wir später das Gewünschte von unangenehmen Nebeneffekten und unangenehmen Überraschungen isolieren können. Und damit wir nicht enttäuscht werden beim Erreichen unserer Ziele sowie der Erfüllung unserer Wünsche und sie somit positiv umsetzen können. Letztendlich aber auch, um negative Lebensszenarien zu umgehen. Wir lassen hierdurch Altes los, damit Neues erfolgreich in unser Leben kommen kann.

Die Sexualenergie dient uns wie ein guter Arzt. Sie findet die schmerzenden Punkte, die „eiternden", alten psychologischen Wunden, die seelischen Dramen, die Ängste sowie Verletzungen und legt diese frei, damit dieser „Eiter" aus dem Menschen austreten kann, die Entwicklung nicht hemmt und der Mensch weiter vorangehen kann.

Ich habe diesen einzigartigen Effekt der aktiven sexuellen Energie *Energetischen Doktor* genannt und den Prozess selbst *Energetische Reinigung.*

Damit sich der Prozess dieser Reinigung noch schmerzfreier vollzieht, kann man sich selbst helfen:

1. Wir sollten uns von der negativen Last der Vergangenheit befreien. Dabei hilft die bewährte Formel *Danken – Verzeihen – Loslassen* Das heißt, man bedankt sich für alles, was einem widerfahren ist, man verzeiht den Menschen und Situationen, die damit zu tun hatten und lässt anschließend alles in Liebe los.

2. Von jetzt ab sollte Folgendes gelten: Alle Ereignisse unseres Lebens – seien sie aus der Vergangenheit, der Gegenwart oder der Zukunft – sollten als absoluten Erfolg für uns selbst betrachtet werden. Komplett kompromisslos als einen absoluten Erfolg – sonst nichts, fertig, Punkt!

   Egal, wie diese Ereignisse auf den ersten Blick erscheinen und wie die Auswirkungen auf das Leben auch immer waren, sind oder sein werden – auf jeden Fall sollten wir sie als absoluten Erfolg für uns werten!

   Wieso aber sollen wir das alles, auch das Negative, als Erfolg betrachten? Weil sich die Ereignisse im Leben hinterher meist als guter Wegweiser herausstellen, denn man ändert oft erst die Richtung, wenn einem Unangenehmes widerfährt. Wenn uns z.B. der Chef das Leben schwer macht, entscheidet man sich evtl. schweren Herzens, den Arbeitsplatz zu wechseln – und muss feststellen, dass man bei der neuen Stelle mehr verdient, nettere Kollegen hat und bessere Arbeitszeiten usw. Was also erst einmal „negativ" war, hat sich im Nachhinein oft als Wegweiser zum Positiven hin herausgestellt.

   „Alles, was geschehen ist, ist ein absoluter Erfolg für mich!" Diese Programmierung kann erstaunliche Wunder im Leben der Menschen geschehen lassen – ich habe mich davon persönlich überzeugen können.

Sie sollten also die Übungen der intimen Gymnastik bitte nur dann durchführen, wenn Sie sich in bester Laune befinden und positive Gedanken in sich tragen.

Was aber kann man tun, wenn „Ratten an der Seele nagen" und der Kopf angefüllt ist mit mentalem Müll? In diesem Fall gibt es zum Glück spezielle psychoenergetische Übungen, um Abhilfe zu schaffen. Sie sind alle in bestimmter Form mit der Regulierung des Atmens verbunden. So kann man z.B. die mächtigste Übung des *Hatha-Yogas* für die Herstellung des inneren Gleichgewichts nutzen, welche ich sehr gerne an Sie weitergeben möchte.

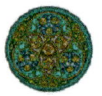

Die Atemübung
Power-Lock - Der energetische Schlüssel
(Jalandhara Bandha)

Diese Übung hilft sehr schnell, Stress, Unruhe und Zorn abzubauen. Sie lässt den Organismus genesen und verjüngen, da sie mental sehr beruhigt. Man kann die Übung aber auch als Vorbereitung für die Meditation nutzen.

Bitte beachten! Diese Übung sollte man nicht während einer akuten Erkältung durchführen oder wenn man Kopfschmerzen hat und auch nicht, wenn man unter Bluthochdruck oder anderen Erkrankungen des Herz-Kreislaufsystems leidet.

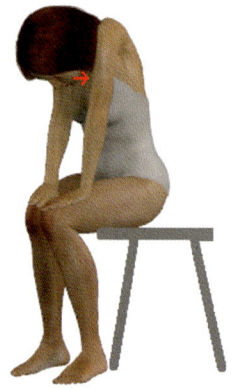

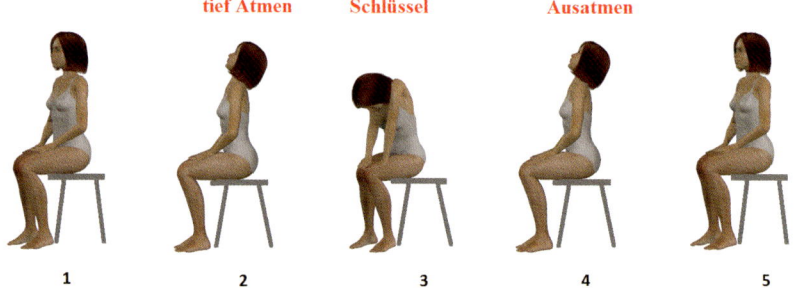

Abb. 35: Die *Power-Lock-Übung*

Knien Sie sich auf den Boden und setzten sich bitte mit dem Po auf Ihre Fersen. Sie können auch eine andere, für Sie bequeme Haltung einnehmen, der Rücken sollte jedoch in gerader Haltung verbleiben. Wenn Sie also bequem sitzen und der Rücken gerade ist, legen Sie Ihre Hände auf Ihren Knien ab, mit den Handflächen nach unten. Entspannen Sie sich eine Weile mit geschlossenen Augen…

Atmen Sie nun tief ein und halten Sie den Atem an und spannen Sie den Hals an. Senken Sie das Kinn so hinunter, damit es auf der Brust zum Aufliegen kommt (es wird ein Auseinanderziehen im Hals von hinten spürbar sein). Dann halten Sie den Atem an – und zwar so lange, wie das Ihnen möglich ist.

Während Sie den Atem anhalten, sollten Sie die Arme strecken und sich mit ihnen auf die Knie aufstützen. Danach heben Sie die Schultern etwas an und strecken sie nach vorn. Während des Anhaltens des Atems die Augen bitte geschlossen halten und mit der Aufmerksamkeit auf der Mitte des Halses bleiben (Bereich des Hals-Chakras[5] bzw. des Kehlkopfes).

Verlassen des Bandha-Zustandes: Heben Sie den Kopf an und öffnen Sie langsam die Augen und atmen Sie dabei ganz ruhig. Sollte Ihr Körper Ihnen signalisieren, dass Sie die Luft nach dem Ausatmen nochmals anhalten sollten, folgen Sie Ihrer Intuition.

Erholen Sie sich einige Sekunden und wiederholen Sie die Übung. Während einer Sitzung können Sie zwischen 3-5 Bandhas durchführen (aber nicht mehr als 10). Übrigens kann man diese Übung auch beim Ausatmen ausführen.

Jalandhara Bandha ist ein energetischer Schlüssel im Halsbereich und eine der stärksten Übungen im Hatha-Yoga. Genauso wie bei den anderen Bandhas (energetische Schlösser) handelt es sich um ein besonderes Schloss für die Energie, der dem unkontrollierten Ausströmen von Energie aus dem Körper entgegenwirkt und somit auch zu einer Auffüllung mit Energie führt. Die Übung festigt die Lungen sowie die Kehle und wirkt sich günstig auf das Gehirn aus. Regelmäßig ausgeführt, verhindert sie chronische Unruhe und der emotionale Stabilität.

Weiterhin vollzieht sich eine Stimulierung der Schilddrüse und der Nebenschilddrüsen, aber auch der Zirbeldrüse und des endokrinen Systems insgesamt. Dies wiederum führt zur Gesundung und zur Verjüngung des gesamten Organismus.

Die großen Yogis der Antike – vor allem der Yogi Svatmarama, der diese Technik im Hathapradipika beschrieben hat – hatten vollkommen Recht, als sie damals feststellten, dass das Bandhi den Alterungsprozess aufhält sowie den gesamten Körper aufleben und verjüngen lässt. Bedanken wir uns also ganz herzlich bei den Yogis, dass sie solche Wunder wirkende Techniken wie das *Jalandhara Bandha* geschaffen haben.

Um das eigene Atmen noch weiter zu vervollkommnen, ist es nützlich, das sog. *diaphragmentale Atmen* anzuwenden, oder wie es die Taoisten nennen: das *vollkommene Atmen*. Hierbei lernt man, ein- und auszuatmen – und zwar nur durch das Diaphragma der Nase, ohne den Mund zu benutzen. Im Übrigen ist das *diaphragmentale Atmen* fundamental in der medizinischen Therapie der Taoisten.

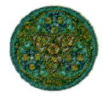 ## Übung *Diaphragmentales Atmen*

Langsam und ruhig sollten Sie die Luft vollständig aus den Lungen durch die Nase ausatmen. Dann, ohne dazwischen einzuatmen, atmen Sie nochmals aus, um die Lungen vollständig zu leeren und das Diaphragma zu verkürzen (den Bauch sollten Sie dabei einziehen). Halten Sie den Atem 3-4 Sekunden an. Nun versuchen Sie, **langsam und ruhig** durch die Nase einzuatmen, um das Diaphragma bis zum Äußersten zu erweitern (der Bauch wird nach vorn gestreckt). Dann halten Sie wieder den Atem für 3-4 Sekunden an. Atmen Sie wieder langsam aus und wiederholen Sie diesen Prozess.

Während dieser Übung bewegt sich der Bauch, wobei die Brust fast unbeweglich bleibt. Konzentrieren Sie fast die gesamte Aufmerksamkeit auf das Atmen.

Natürlich könnte man so nicht die ganze Zeit über atmen. Doch Sie sollten diese Atemübung regelmäßig durchführen, jeden Tag einige Minuten, z.B. vor dem Schlafengehen. So stellen Sie sicher, dass der Organismus auch während des Schlafes richtig atmet, was eine bessere Gesundheit und mehr Energie zur Folge hat.

Auf dem diaphragmentalen Atmen beruht auch die folgende alte taoistische Praxis, die besonders für Frauen geeignet ist. Diese Praxis führten die Taoisten früh am Morgen vor dem Sonnenaufgang durch. Sie hat eine sehr schöne Bezeichnung: *„Die Blume, die auf den Schwingen der Liebe dahinfliegt."*

Ich empfehle allen Frauen, diese Praxis zu erlernen und sie jeden Morgen durchzuführen. Haben wir diese Übung erst einmal optimal erlernt, was evtl. etwas dauern kann, wird sie uns später maximal drei Minuten Zeit kosten.

Auf den Schwingen der Liebe

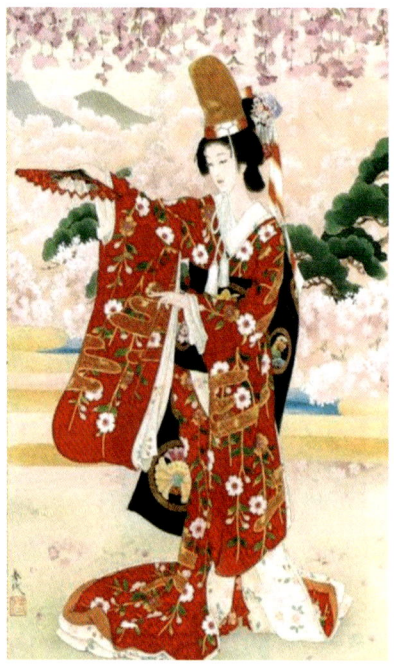

*„Die Blume,
die auf den
Schwingen der Liebe
dahin fliegt."*

Abb. 36: Konkubinen lieben die Farbe Rot

Diese taoistische Praxis trägt dazu bei, sich von den negativen Blockaden der Vergangenheit zu befreien, genauso wie von schlechten Gedanken und einer depressiven Stimmung. Sie erfüllt die Erde mit Energie
und zieht die Liebe in unser Leben hinein – freigiebig erfüllt sie die
Lungen mit Sauerstoff und verbessert den Blutkreislauf (ist sehr nützlich bei einer Erkrankung der Lungen). Die Übung bereitet den Organismus sanft auf das Training der intimen Gymnastik vor und befähigt
uns, mit der Energie der Liebe einen nahestehenden Menschen zu erfüllen sowie auch die ganze Welt um uns herum – ohne dabei selbst Energie zu verlieren.

Nach dem Training werden Sie sich fühlen wie eine Blume, die über
dem Boden schwebt und dahin fliegt… auf den *Schwingen der Liebe.*

Übung *Die Blume, die auf den Schwingen der Liebe dahinfliegt*

Am optimalsten wirkt diese Übung morgens mit nüchternem Magen. Alle Bewegungen sollten dabei sanft, weich und langsam ausgeführt werden, wobei das Atmen diaphragmatal sein sollte, wie in der vorherigen Übung beschrieben. Stellen Sie sich dazu vor, dass Sie sich in einem Energiestrom aus Luft befinden. Atmen Sie frei, genießen Sie das Atmen und die Bewegungen Ihres Körpers. Während der Übung sollte die Spitze der Zunge leicht die Alveolen berühren (die Beule am Gaumen hinter den vorderen, oberen Zähnen).

Vorbereitung: Ziehen Sie lockere Bekleidung an. Wichtig ist, dass Sie im Bereich des Halses, der Brust und des Bauches durch nichts eingeengt werden. Nach Möglichkeit sollten Sie auch die Schuhe ausziehen. Wenn Sie die Übung in einem geschlossenen Raum ausführen, sollten Sie das Fenster öffnen.

Stellen Sie sicher, dass Sie die richtige Körperhaltung einnehmen und sich auch Ihr Becken in der richtigen Position befindet. Dies ist die Voraussetzung dafür, einen maximalen Nutzen aus dieser Übung ziehen zu können. Dafür sollten Sie sich barfuß in der Haltung, die Sie gewöhnlich einnehmen, auf den Boden stellen und die Arme locker hängen lassen. Der Abstand zwischen den Fußsohlen sollte nicht mehr als 5-10 cm betragen.

Spüren Sie nach, auf welcher Stelle der Fußsohle das meiste Körpergewicht lastet. Haben Sie das Gefühl, dass sich das Körpergewicht vor allem im vorderen Fußbereich befindet? Wenn ja, dann sollten Sie ihr Becken langsam nach oben und hinten verlagern, bis Sie spüren, dass sich das Gewicht gleichmäßig verteilt hat. Überprüfen Sie, ob sich die Zehen ganz einfach wieder vom Boden lösen lassen. Ist das der Fall, stehen Sie richtig.

Haben Sie eine Lieblingsblume? Stellen Sie sich vor, Sie wären diese Blume in einem wunderbaren paradiesischen Garten. Und diese Blume hat –Flügel!

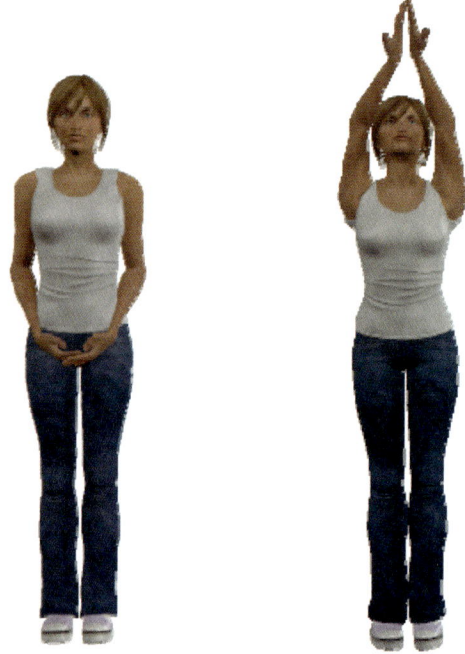

Abb. 37: Position 1 – Die Handflächen berühren sich außen

1. Nachdem Sie nun die optimale Körperhaltung eingenommen haben, atmen Sie bitte ein und schwenken währenddessen die Arme weit nach oben. Heben Sie die Hände seitlich mit der Handfläche nach außen, bis sich Ihre Handrücken über dem Kopf berühren.
Gleichzeitig erheben Sie sich auf die Zehenspitzen. Beim Ausatmen senken Sie sich wieder auf die gesamte Fußsohle, dabei bewegen sich die Arme locker nach unten. Führen Sie drei solcher „Flügelschläge" durch.

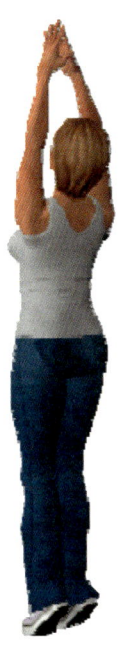

Abb. 38: Position 2 – Die Handflächen berühren sich innen

2. Heben Sie beim nächsten Einatmen die Hände, ohne zu stoppen, über die Seiten nach oben und erheben Sie sich gleichzeitig wieder auf die Zehenspitzen. Dabei drehen Sie die Handflächen nach oben und verbinden Sie diese zu einer Spitze. Strecken Sie jetzt die Arme weiter nach oben, bis Sie spüren, wie Ihre Wirbelsäule lang und die Wirbel auseinandergezogen werden.

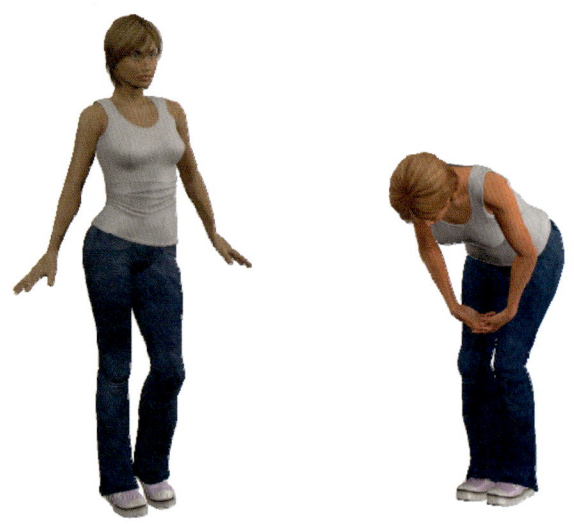

Abb. 39: Position 3 – Senken der Arme und bilden des „Korbes"

3. Beim nächsten Ausatmen senken Sie die Arme an den Seiten hinab und stützen Sie sich auf die ganze Fußsohle des rechten Fußes und auf die Zehenspitzen des linken Fußes. (In dieser Lage wird sich die linke Hüfte nach rechts bewegen und das linke Bein wird leicht im Knie gebeugt und steht auf den Zehenspitzen.) Mit den Händen bilden Sie einen „Korb". Senken Sie dann die linke Fußsohle auf den Boden, sodass Sie wieder mit beiden Füßen auf dem Boden stehen. Beugen Sie beide Beine, bis Sie wie auf der Abbildung eine eher sitzende Position eingenommen haben (wenn es geht, so tief wie möglich).

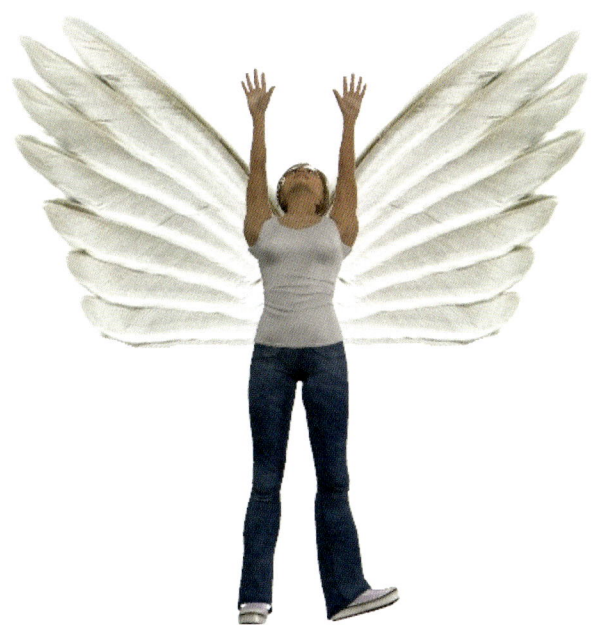

Abb. 40: Position 4 – Nach oben strecken und einen Flügelschlag imitieren

4. Aus dieser Position heraus sollten Sie sich ohne Verzögerung nach oben strecken und dabei einen Flügelschlag imitieren (durch ein seitliches Ausstrecken der Hände nach oben). Sie sollten dabei das Gefühl haben, als seien Sie ein Vogel, der das erste Mal das Nest verlässt und in die Freiheit fliegt.

Das ist sie nun – die wahre Freiheit des Fliegens! Ohne inne zu halten, gehen Sie mit dem linken Fuß einen kleinen Schritt zur Seite („werfen Sie" das Bein nach links) und stellen Sie das Bein auf die Ferse. Dabei ist die Fußspitze des linken Beines nach links ausgerichtet. Das rechte Bein steht währenddessen gerade und die Zehenkuppe ist nach vorne gerichtet.

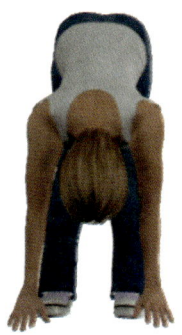

Abb. 41: Position 5 – Bücken und den Boden mit den Händen berühren

5. Beim Ausatmen drehen Sie den linken Fuß wieder nach vorn und lassen Sie das linke Bein auf die gesamte Fußsohle herab. Bücken Sie sich, so tief es geht, und versuchen Sie mit den Händen, den Boden zu berühren. Halten Sie den Atem an und bleiben Sie für einige Sekunden in dieser gebeugten Haltung.

Danken Sie dabei Mutter Erde für all den Segen, den Sie im Leben schon erfahren durften. Als Dankeschön leitet Mutter Erde Energie zu Ihnen: Visualisieren Sie, wie aus den Fußsohlen Ihrer Füße zwei goldene Wurzeln entspringen und sehr schnell in die Erde wachsen – immer tiefer und tiefer, bis sie zum Erdkern, zum Magma selbst gelangen.

Sie spüren jetzt, wie die Energie der Erde durch Ihre goldenen Wurzeln nach oben fließt und durch die Fußsohlen in Ihren Körper dringt. Diese Energie strahlt grellrot, mit einem goldenen Akzent.

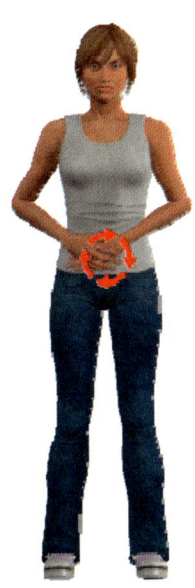

Abb. 42: Position 6 – Langsam einatmen, mit den Händen über die Füße streichen und dann den Bauch dreimal im Uhrzeigersinn reiben

6. Nun sollten Sie langsam und langgezogen einatmen. Lassen Sie sich dabei Zeit, den Körper geschmeidig wieder aufzurichten. Streichen Sie mit den Händen über Ihre Füße. Damit helfen Sie der Energie der Erde durch Ihren Körper nach oben zu fließen. Sobald Sie die Energie in Ihrem Bauchbereich fühlen können, reiben Sie dreimal den Bauch. Dann führen Sie drei Kreisbewegungen über den Bauch *im Uhrzeigersinn* aus (die rechte Hand liegt auf dem Magen, die linke Hand über der rechten). Jetzt fließt die Energie weiter bis auf Höhe der Brust. Hier sollte man die Energie stoppen und nicht höher fließen lassen.

Visualisieren Sie sich selbst als eine schöne, wunderbar geformte Vase, die bis zum Rand mit feurig-roter und gold schimmernder Energie gefüllt ist. (Der Halsbereich stellt hierbei den Vasenhals dar.)

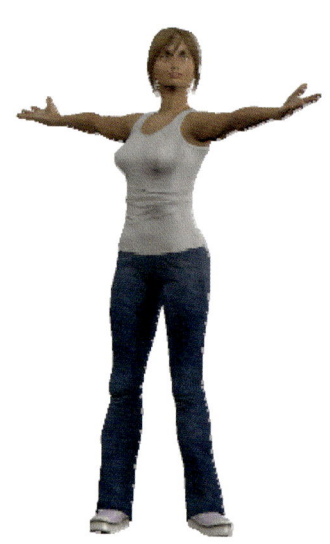

Abb. 43: Position 7 – Beim Ausatmen die Arme seitlich ausbreiten und den Kopf anheben

7. Sie spüren nun, wie die Energie der Erde Ihre Vase zum Überlaufen bringt. Sie haben jetzt so viel Energie in sich, dass diese im Überfluss vorhanden ist. Beim Ausatmen können Sie visualisieren, wie sich diese überschüssige Energie aus Ihnen heraus als eine Fontäne in die Welt ergießt. Breiten Sie nun die Arme seitlich aus und heben Sie den Kopf, die Handflächen zeigen nach oben.

    Mit ausgebreiteten Händen drehen Sie sich, soweit es Ihnen möglich ist, nach links und nach rechts. Hierbei teilen Sie diese Energie wie folgt mit der Welt: Stellen Sie sich vor, wie Sie die Umgebung um Sie herum mit der Energie der Liebe erfüllen. Seien Sie dabei sehr freigiebig und schenken Sie der Welt Ihre Liebe.

    Erinnern Sie sich an Ihre Kinder, an den geliebten Ehemann, die Eltern. Stellen Sie sich vor, dass Sie über alle die wunderbare Fontäne der Liebe ausgießen, die Sie selbst aus dem Herzen der Erde empor geholt haben.

8. Nun sollten Sie mit einem langgezogenen Einatmen (versuchen Sie dabei, so viel wie möglich Luft einzuziehen), durch eine konzentrierte Bewegung langsam die Hände zur Brust führen. Sie haben die Welt und Ihre Lieben freigiebig mit Liebe beschenkt – als Dank und Anerkennung wird Sie das Universum mit Freude und irdischen Gütern überschütten. Visualisieren Sie jetzt, was Sie sich wünschen, und Sie können es bald mit Freude entgegennehmen.
Halten Sie die Luft an – dann erheben Sie die Hände über die Fontanelle (etwa in Höhe des Scheitels, hinter dem Haaransatz der Stirn).

9. Beim Ausatmen sollten Sie die Hände wieder langsam nach unten sinken lassen. Dabei imitieren Sie eine Bewegung mit dem Armen, die so aussieht, als würden Sie sich in Energie baden. Und gleich der Aphrodite, die gerade aus dem Schaum des Meeres entsprungen ist, begeben Sie sich an das Ufer in ein neues, glückliches Leben. Pressen Sie jetzt einmal das linke Bein an das rechte Bein (die Entfernung zwischen den Fußsohlen sollte 5 bis 10 cm betragen) und kehren Sie dann in die Ausgangslage zurück.

Wiederholen Sie diese Übung mindestens 3 Mal.

Wenn Sie die Übung **mehr** als drei Mal wiederholen möchten, können Sie dies gerne tun. Damit signalisieren Sie, dass Sie den Kräften der Natur offen gegenüber stehen und dass Sie dazu bereit sind, die Energie der Liebe entgegenzunehmen und diese wiederum genauso zu verschenken.

Die Kraft des Lächelns

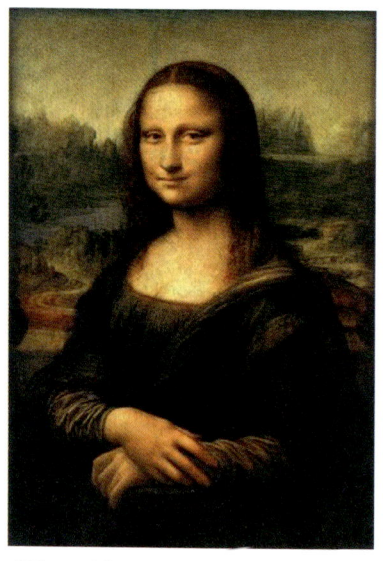

„...und dann wurde ihr Gesicht von einem Lächeln überstrahlt und sehr anziehend – verlegen und zugleich etwas hinterlistig,
als ob die verlorene Verspieltheit der Jugend zurückgekehrt sei und sich etwas zeigt, was tief in dieser Seele verborgen liegt und noch nicht entdeckt wurde...“

Der russische Kunsthistoriker
Michail Alpatov über die Mona Lisa

Abb. 44: Mona Lisa

Die Technik der Kraft des Lächelns gehört ebenso zu dem notwendigen vorbereitenden Übungskomplex, die der Praxis der intimen Gymnastik vorausgeht. Schon seit über tausend Jahren ist diese Technik die Basis für alle geistigen und physioenergetischen Praktiken des Ostens. Dazu gehören auch die Übungen, die der Aktivierung und der Vermehrung der sexuellen Energie dienen. Man könnte glauben, es ginge nur um ein einfaches Lächeln. Aber es geht um so viel mehr...

Um diese erstaunliche Technik zu erlernen, müssen wir einen Ausflug nach Frankreich machen. Aber nein, es ist auch keine französische Technik... Die Dame jedoch, von welcher man dieses besondere Lächeln lernen kann, befindet sich in Paris, oder besser gesagt, ihr Porträt – die Mona Lisa. Sie ist ein unsterbliches Kleinod und das Lieblingsbild ihres Schöpfers, des Malers Leonardo da Vinci. Schon seit über 500 Jahren begeistert ihr Porträt nun schon die Menschen. Man sagt, dass die Besucher des *Louvre* (vor allem die Männer) mit stockendem Atem vor ihrem Bildnis verharren und dass sie nicht dazu in der Lage seien, ihrer magischen Ausstrahlung zu widerstehen. Manche fallen sogar in Ohnmacht... Interessant ist nur, wieso das so ist? Wegen ihrer Schönheit?

Betrachten wir einmal das Porträt und fragen uns, ob die darauf abgebildete Dame wirklich so schön ist. Dazu schauen wir sie einmal genauer an: Die Gesichtszüge sind nicht harmonisch, sogar etwas grob. Und dennoch: Sie gilt als bezaubernd und schön. Warum? Es ist einzig und allein ihr Lächeln, das sie geheimnisvoll und sinnlich erscheinen lässt. Und es ist genau dieses Lächeln, das sie in eine Schönheit verwandelt und ihr etwas Besonderes verleiht und ihr sogar einen mystischen Gesichtsausdruck gibt. Interessant ist, dass man es auch nicht einfach nur als Lächeln bezeichnen kann. Ein direktes Lächeln ist auf dem Gesicht der Mona Lisa ja nicht zu sehen, aber es ist eine bestimmte Energie, welche jeden Zug ihres Antlitzes durchdringt und sich in den Augen, den Lippen und in ihrer gesamten Gestalt widerspiegelt durch ein besonderes Licht, Wärme... und eben etwas Geheimnisvolles.

Wie ich bereits erwähnte, ist die „verzaubernde" Wirkung dieses Lächelns der Mona Lisa vor allem bei Vertretern des männlichen Geschlechts spürbar. Dazu gibt es sogar einige historische Fakten: Napoleon Bonaparte war so begeistert von dem Porträt der Mona Lisa, dass er es aus dem Louvre in den Tuilerienpalast bringen ließ und in sein Schlafzimmer hing. Aber es gibt noch eindrucksvollere Beispiele, denn in den 1590er-Jahren hing das Porträt der Mona Lisa im Bad des Schlosses Fontainebleau, welches dem französischen König Heinrich IV. gehörte. Und was Leonardo da Vinci selbst betrifft, so trennte er sich bis zu seinem Tod nicht von seinem Werk. Er trug seine Mona Lisa immer bei sich – für ihn war sie unverkäuflich. Nach seinem Tode vererbte er das Bild seinem Lieblingsschüler Andrea Salaj (eigentlicher Name: Gian Giacomo Caprotti). Erst nach ihm konnte der französische König Franziskus I. schließlich dieses Bild käuflich erwerben.

„Ihr Bild ruft ein Gefühl hervor, welches auf sonderbare Weise im Wasser entsteht, es spiegelt das wider, wonach die Männer im Laufe von Jahrtausenden strebten..." schrieb der Prosaiker Walter Pater. Dank ihm und seinen Worten wurde die Mona Lisa rasch in England bekannt.

Es ist also dieses geheimnisvolle Lächeln, das die Mona Lisa von Leonardo da Vinci so berühmt gemacht hat. Doch für Sie wird es nicht länger ein geheimnisvolles Lächeln bleiben… Man kann nämlich durchaus lernen, wie man ein solches Lächeln zaubern kann – auch Sie! Tatsächlich ist auf dem Gesicht der Mona Lisa nicht einfach nur ein Lächeln dargestellt. Der Künstler hat bewusst die alte Technik des *sakralen Lächelns* angewendet. Die Wirkungsweise dieser Technik auf den Menschen ist einzigartig und geht zurück auf die Praktiken der alten buddhistischen und taoistischen Mönche. Genauso wie vor Jahrtausenden, stellt diese Technik die Basis für alle geistigen und physioenergetischen Prozesse des Ostens dar.

Leonardo da Vinci war nicht nur ein genialer Künstler, sondern auch ein ungewöhnlich begabter Mensch: ein talentierter Mathematiker, ein Architekt, ein Erfinder und ein Forscher auf dem Gebiet der Naturwissenschaften. Dazu gehörten auch die Anatomie und die Psychologie der Menschen, denn er war auch an alten Geheimnissen auf diesem Gebiet interessiert. Darüber hinaus war da Vinci Mitglied des Templer-Ordens, deren Vertreter sich nicht selten mit geheimen Praktiken befassten und diese von buddhistischen Mönchen übernahmen. Es kann sein, dass auch sie mit der Technik des *sakralen Lächelns* vertraut waren. Leonardo da Vinci jedenfalls beherrschte diese Technik vollkommen und konnte sie daher so genau auf dem Gesicht seines Models abbilden. Zum Gedenken an den genialen Erfinder der Maltechnik dieses wunderbaren Lächelns, hat man es in der modernen Zeit als das *sakrale Lächeln der Mona Lisa* bezeichnet oder nur als das *Lächeln der Mona Lisa*.

Nüchtern betrachtet lässt sich diese Technik rasch beschreiben: Es ist eine Anfangsübung, um einen stabilen emotionalen Hintergrund zu erarbeiten und hilft, recht schnell ein inneres Gleichgewicht und eine innere Ruhe herzustellen. Allerdings nur rein technisch, denn die wahre Stärke und die verborgenen Möglichkeiten dieser Technik sind schon seit Jahrhunderten von eben diesen Buddhisten streng geheim gehalten worden. Und Sie können mir glauben, dafür gab es einen guten Grund!

Wenn man es in Vollkommenheit ausführt, erweckt das *sakrale Lächeln* im Menschen ein besonderes Charisma, eine innere und äußere besondere Schönheit, die ihn ungeheuer anziehend wirken lassen. Selbst wenn ein Mensch sich rein äußerlich nicht durch eine besondere physische Schönheit auszeichnet (nach den allgemeinen Maßstäben), mit solch einem Lächeln beginnt er dennoch für die Menschen ungewöhnlich schön und anziehend zu wirken.

Ich werde Ihnen das Geheimnis verraten, wie seit Jahrhunderten die besonders in der Liebe begabten Frauen dazu in der Lage waren, diese Technik des *sakralen Lächelns* anzuwenden. Und es ist immer noch ein untrennbarer Bestandteil des Verführens und des Einflussnehmens auf Männer. Die Technik des *sakralen Lächelns* erlernten die Hauptfrauen im Harem der östlichen Imperatoren, um die Führungsrolle vor den anderen Frauen zu haben und auch die anderen Gruppen der Beischläferinnen und Konkurrentinnen zu übertrumpfen. Im Übrigen haben sich auch die Kaiser selbst in der Kunst des *sakralen Lächelns* ausbilden lassen. Diese Technik wollten Politiker aller Lager erlernen, ebenso wie Vertreter der Geheimorden der ganzen Welt.

In der Kombination mit der intimen Gymnastik ist das *sakrale Lächeln* dazu in der Lage, im Menschen so etwas wie einen persönlichen Magnetismus zu erzeugen und solch hohe Schwingungen, dass er in der Lage ist, zu einer sehr charismatischen Erscheinung zu werden. Ein solcher Mensch hat Führungsqualitäten und muss niemanden auffordern, ihm oder ihr zu folgen – dies geschieht ganz automatisch.

Was die Buddhisten betrifft, so leben ihre wirklichen Meister immer mit dem *sakralen Lächeln* im Gesicht. Vielleicht erklärt dies ja die große Anhängerschaft, die die Buddhisten in der Welt haben, die Popularität der buddhistischen Philosophie, ihre Ideen, ihre Praktiken und Rituale, und dies mittlerweile sogar bei den Menschen, welche grundsätzlich Anhänger anderer Religionen sind.

Ok, ich habe jetzt bestimmt nicht umsonst so viel von dem *Lächeln der Mona Lisa* gesprochen und dessen Zauber erklärt. Sie sind nun bestens informiert, um mit mir zur Praxis überzugehen.

Wir werden einen anziehenden Gesichtsausdruck trainieren – wie bei Mona Lisa – und erringen damit ebenso Ruhe und Demut in Gedanken, im Herzen und in der Seele.

Die alten sakralen Praktiken, vor allem die aus dem Osten kommenden, kann man am besten durch Meditation trainieren. Damit werden wir nun beginnen.

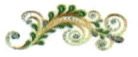

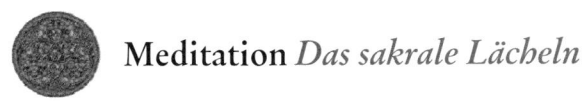 **Meditation** *Das sakrale Lächeln*

Schließen Sie bitte die Augen und atmen Sie dreimal tief ein und aus. Stellen Sie sich dabei einen frühen Sommermorgen vor und visualisieren Sie, dass Sie auf einem hohen Berg stehen, am Ufer des Ozeans. Sie sind hierhergekommen, um den Sonnenaufgang zu beobachten.

Um Sie herum sehen Sie ein wunderbares Blumenfeld und Sie spüren, wie Ihre Füße im weichen, zarten, grünen Gras versinken, das sich wie Seide anfühlt. Ihre Anspannung verschwindet mehr und mehr und Ihr Geist beruhigt sich. Hier gibt es nichts, was Sie beunruhigen könnte. Sie erfreuen sich einfach nur am Rauschen des Ozeans, welches sanft Ihr Gehör umspielt.

Riesig erhebt sich vor Ihnen die Sonne am Horizont und tausende ihrer hellen, unendlichen Strahlen strecken sich nach oben. Sie sind ganz hingerissen von diesem feierlichen Sonnenaufgang.
Einer dieser Sonnenstrahlen kommt direkt auf Sie zu, nachdem er Sie entdeckt hat. Er lächelt Ihnen zu und begrüßt Sie. Sanft berührt der Strahl Ihr Gesicht und Sie spüren, wie er zart über Ihre Wangen streichelt.

Der Sonnenstrahl streicht weiter über Ihre Wimpern sowie Lippen und lässt Sie vollkommen entspannen, sodass Ihr Gesicht von einer angenehmen Schwere und Wärme durchdrungen wird. Die letzte Anspannung verschwindet und die Muskeln Ihres Gesichts „fallen" entspannt nach unten.

Richten Sie nun Ihre Aufmerksamkeit auf die Empfindungen Ihrer Mundwinkel. Versuchen Sie sich nur auf die Mundwinkel zu konzentrieren. Von allen Muskeln des Körpers sollten Sie sich einzig und allein auf die der Mundwinkel konzentrieren.

Nun stellen Sie sich ganz einfach vor – ohne besondere Muskelkraft zu verwenden, wie Ihre Lippen sich ganz leicht und wie von selbst zur Sei-

te bewegen, so, als ob etwas Unsichtbares sie zur Seite ziehen würde. Und dabei bildet sich ein sehr leichtes, fast unsichtbares Lächeln heraus.

Ein kaum merkliches Lächeln entsteht, während die Muskeln insgesamt völlig entspannt sind. Ein Lächeln, welches nicht durch die Muskeln erzeugt wurde, sondern aufgrund Ihres inneren Schauens – dieses Lächeln lebt nur in Ihrer Vorstellung.

Und obwohl sich das beginnende Lächeln noch nicht ganz vollendet hat, setzt doch die Mimik reflektorisch dessen Weg fort und spiegelt sich in den Augen wider, auf den Lippen und dem gesamten Gesicht, Licht und Wärme gehen nun davon aus.

Dieses Lächeln verschwindet nicht, sondern die Energie des noch nicht geborenen Lächelns dringt sofort in die tiefsten Tiefen des Körpers ein und bringt dort Harmonie und Licht hervor.

Einen Augenblick später erfasst eine Welle uferloser Wonne Ihren gesamten Körper, erfüllt jede seiner Zellen, Organe und Organsysteme mit göttlicher Ruhe, Harmonie und Glück.

Dann kehrt das Lächeln wieder zurück, gemeinsam mit einem Strom der Freude und des Glücks, der sich aus Ihrem Herzen heraus ergießt und sich auf dem Gesicht widerspiegelt, um durch die Augen in die Außenwelt zu strömen.

Sie sollten noch einige Minuten in dieser wunderbaren Empfindung verweilen, damit sich Ihre äußere und innere Balance sowie Harmonie und Wohlbefinden einstellen können. Behalten Sie diese Empfindungen in Erinnerung und bewahren Sie diese gut in sich auf.

Seien Sie sich darüber im Klaren, dass sich vieles tatsächlich vollzieht, was Sie gerade fühlen. Das alles haben Sie selbst nur durch die Anwendung des *sakralen Lächelns* erreicht.

Wenn Sie möchten, können Sie jederzeit diese Meditation wiederholen, gerne auch mehrmals am Tag, bis sich das *Lächeln der Mona Lisa* auf ihrem Gesicht ganz natürlich und wie von selbst einstellt. Optimal wäre, diese Übung einmal täglich durchzuführen.

Nun dürfen Sie einfach nur genießen, dass Sie selbst eine *Mona Lisa* werden. Wir alle haben alles in uns vereint, wir sind Buddha, wir sind die Sonne selbst und diejenigen, die der Welt Licht und Liebe schenken.

Wahrscheinlich haben Sie sich noch nie darüber Gedanken gemacht, dass ein Lächeln nicht einfach nur ein Gesichtsausdruck ist. Ein Lächeln auf dem Gesicht oder dessen Fehlen ist ein Spiegel des inneren Zustandes des Menschen. Es ist die äußere Offenbarung dessen, was in seiner Seele vor sich geht!
Die Technik des *sakralen Lächelns* ist das Lächeln Gottes im Menschen, das Lächeln der Vollkommenheit, das Lächeln der geistigen Reinheit und des universellen Friedens sowie gleichzeitig das Lächeln der inneren Stärke, des Edelmutes und der Erhabenheit der Seele. Die Qualitäten der Vollkommenheit schenkt dieses Lächeln jener Frau, die es zu einem Teil ihres Lebens werden lässt.

Wenn Sie diese Übung täglich durchführen, werden Sie mit Verwunderung feststellen, dass Ihr Körper dieses *Lächeln der Mona Lisa* liebt und bereits sehnsüchtig erwartet. Wenn Sie zu lächeln beginnen, wird Ihr Körper nämlich sofort darauf reagieren, und eine Welle der Wonne wird ihn augenblicklich durchfluten. Sicher möchten Sie von nun an diesen wunderbaren Zustand immer wieder spüren und hervorrufen...

Achten Sie einmal auf die Reaktionen Ihrer Umgebung über Ihr *Mona-Lisa-Lächeln*: Sie werden Erstaunen, Verwunderung, Begeisterung und den Wunsch in Ihren Mitmenschen erkennen, die Frau mit dem wundervollen Lächeln näher kennenzulernen.

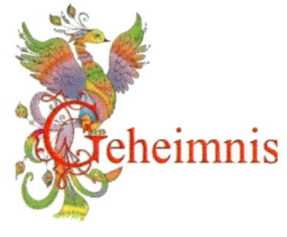

Das Geheimnis der Übung besteht darin, die Muskeln nicht die ganze Zeit über bewusst zu kontrollieren. Das Lächeln auf Ihrem Gesicht existiert nur in Ihrer eigenen Vorstellung. Alles, was Sie dazu tun sollten, ist, sich auf Ihre Mundwinkel zu konzentrieren und innerlich ein Bild zu visualisieren, wie wenn sie sich von alleine zur Seite schieben würden.

Allein durch die gedankliche Vorstellung, dass die Lippen „von selbst" zu lächeln beginnen, bekommen die Gesichtsmuskeln den entsprechenden Impuls, eine spontane (reflektorische) Arbeit auszuführen, was letztendlich Ihrem Gesicht einen sehr schönen Gesichtsausdruck verleiht.

Um den Effekt noch zu erhöhen, sollte man in Gedanken sehr langsam Folgendes sagen:

„Ich bin Liebe!",
„Ich bin Licht, Freude und Ruhe!",
„Ich bin Reinheit und Klarheit!",
„Ich bin Einheit, Liebe und Schönheit!"

Trainieren Sie und genießen Sie den Effekt. Werden Sie für sich selbst und für Ihr Umfeld zur *Mona Lisa*!

Und möge von nun an Ihr Leben immer besser werden!

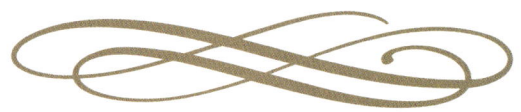

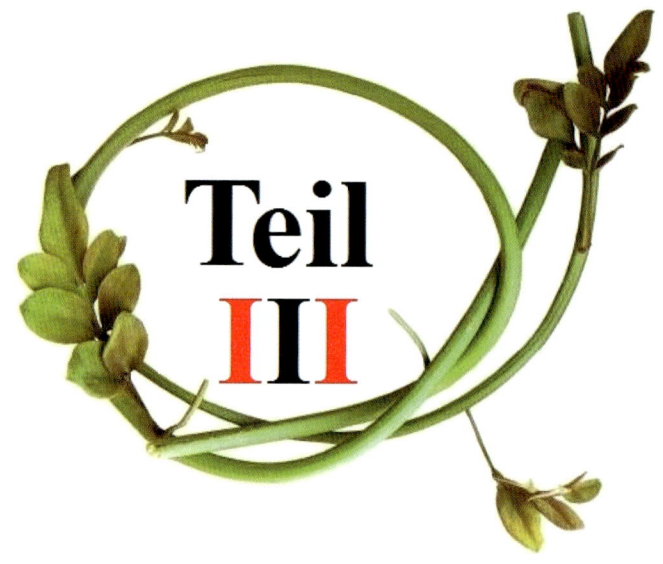

Teil III

Techniken und Übungen

Man kann so oft wie möglich
einen Kelch zu den Lippen führen,
doch wenn dieser leer ist,
ist es unmöglich,
das Verlangen zu stillen!

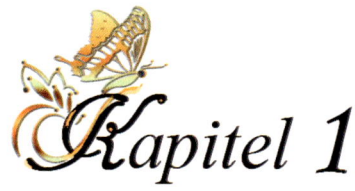

Kapitel 1

Alte chinesische Übungen zur bewussten Steuerung der intimen Muskeln

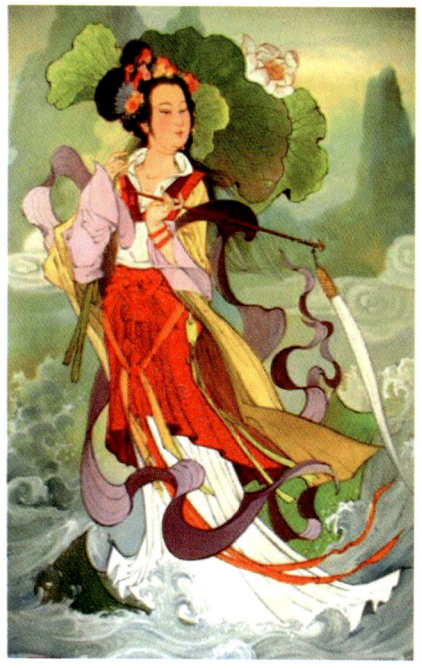

*Niemand ist dazu in der Lage,
den Tod und das Altern
zu überwinden,
aber man kann
den Tod hinauszögern
und die Jugend verlängern.*

Abb. 45: Lebens- und farbenfrohe Konkubine

Die Praxis der Aktivierung und Anhäufung von sexueller Energie beginnen wir mit einer Übung der intimen Gymnastik, wie sie die Frauen im Alten China durchführten. Doch warum gerade China? Zum einen, weil die Kunst der bewussten Steuerung der intimen Muskeln eben gerade in China ihren Anfang nahm; und zum anderen, weil die chinesi-

136

schen Techniken bis heute das Beste sind, was man auf diesem Gebiet überliefert wurde. Und es kann kein Zufall sein, dass ich die meisten Informationen für dieses Buch in China bekam, wo ich es auch schrieb.

In anderen Kulturen gibt es natürlich auch Übungen der intimen Gymnastik, aber nur als Hilfsübungen (Praktiken der alten Slaven, lateinamerikanische, nordafrikanische usw.). Und bezüglich der Praktika der bewussten Steuerung von intimen Muskeln der japanischen Geishas ist bekannt, dass sie diese von den chinesischen Frauen kopieren.

Im Alten China gab es einige Richtungen und deren entsprechende „Schulen" für die stets geheimen sexuellen Praktiken für Frauen. Ihre Grundlage bildete jedoch immer die Kunst der bewussten Steuerung der intimen Muskeln. Dazu kamen zusätzliche Praktika, welche die sexuelle Energie steuerten sowie sexuelle psychologische Fähigkeiten und Fertigkeiten, die sich auf das mentale Verhalten beziehen. In Abhängigkeit von der Spezialisierung der „Schule", besaßen sie einen philosophischen Blick auf das Leben mit bestimmten Zielen, und sie erklärten auch den Sinn dieser oder anderer Praktiken der intimen Gymnastik mit technischen Nuancen, den „Schlüsseln" in den Übungen. Zusätzlich wurden verschiedene Verhaltensformen dem anderen Geschlecht gegenüber eingeübt.

So war die Praxis der intimen Gymnastik für die taoistischen Nonnen ein Instrument der Transformation von sexueller zu geistiger Energie – zur Schaffung eines geistigen „Embryos". Das Ziel dabei war und ist das Erlangen der geistigen Unsterblichkeit.

Für die Konkubinen im Harem des Imperators waren diese Übungen ein Instrument zur Vervollkommnung der sexuellen Fähigkeiten und bildeten die Grundlage für eine besondere „Karriere" im Harem. Das Ziel dabei war, die Konkurrenz hinter sich zu lassen, die Liebe des Herrschers zu erringen und zu seiner ersten Frau zu avancieren, sowie bestenfalls selbst zur Herrscherin aufzusteigen. Für die Hauptfrau im Harem war die intime Gymnastik ein Instrument, sich der tausend Konkurrentinnen zu entledigen, die ihr den Rang streitig machen wollten. Diese Gymnastik ist aber auch eine Möglichkeit, die Gesundheit und Schönheit zu bewahren sowie die Elastizität der intimen Muskeln nach Geburten u.a. aufrecht zu erhalten. Für die Kaiserin hieß das vor allem, ihre Gesundheit, ihre Jugendlichkeit und ihre Kräfte zu stärken.

Im Alten China gab es bestimmte Kasten der „Liebesdienerinnen". Es handelte sich dabei um sehr gebildete, hoch professionelle Prostituierte (ähnlich wie die griechischen Hetären oder die japanischen Geishas), die nicht nur kulturell sehr interessiert waren, gut singen und tanzen konnten sowie Musikinstrumente spielten, sondern auch fähig waren, jeden Mann im Bett zu den höchsten Formen der Wonne zu führen. Eine solche Frau als Geliebte zu haben und sich um sie kümmern zu dürfen, war eine große Ehre für hochgestellte chinesische Aristokraten. Es ist klar, dass die Praxis der intimen Gymnastik für diese Frauen das Instrument einer erfolgreichen Geschäftsbeziehung war.

Die intime Gymnastik brachte demzufolge zweifellos jeder Kaste der oben beschriebenen Frauen einen großen Nutzen. Es ist auch nicht verwunderlich, dass diese ihr Wissen streng geheim hielten. Jahrtausende lang ahnten die gewöhnlichen Frauen nicht einmal etwas von der Existenz eines solchen Schatzes...

Wie steht es jedoch um uns moderne Frauen? Lasst uns doch einfach auch die Möglichkeiten nutzen, welche die intime Gymnastik jeder Frau bietet, und dieser Gesundheit, Jugend, Schönheit und Wohlstand verleiht.

Intime Gymnastik
(*Basis-Level*)

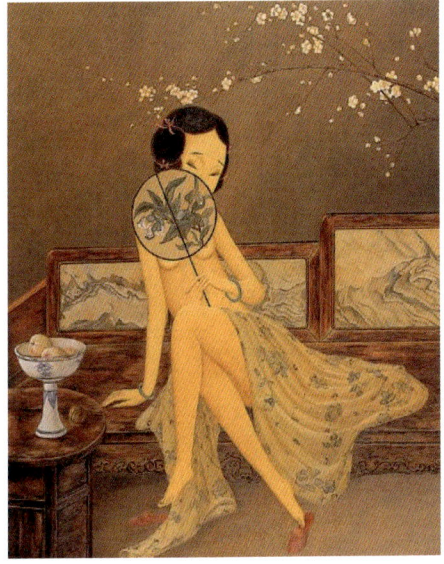

*Jeder Meister
ist zuerst
ein Schüler.*

Abb. 46: Die Konkubinen übten mit Jade-Eiern

Die Übungen der intimen Gymnastik kann man stehend, liegend oder in der Knie-Ellenbogen Lage (außer der Übung *„Mikroskopischer Orbit"*) durchführen. Frauen, die bereits entbunden haben, würde ich empfehlen, die intime Gymnastik mit den Jade-Eiern durchzuführen. Etwas später werden wir ausführlicher darüber sprechen…

Aber seien Sie bitte vorsichtig, überanstrengen Sie sich anfangs nicht, was die Anzahl der Übungen angeht – vor allem beim ersten Mal. Beginnen Sie mit 8-10 Wiederholungen je Übung und führen sie diese sanft durch, gerne jeden Tag. Erst dann erhöhen Sie bitte die Belastung, denn die Muskeln des Dammes können sich bei Überlastung, wie auch andere Muskeln, entzünden.

Durch meine langjährigen Erfahrungen weiß ich, dass es insgesamt etwa drei bis vier Wochen täglicher Übungen bedarf, die Muskeln des

Dammes zu trainieren, um die geforderte Form zu erreichen. Idealerweise können Sie sich bei der Auswahl und Übung der intimen Gymnastik durch einen Spezialisten betreuen lassen, der Ihnen die richtige Belastung zuordnen kann und einen für Sie optimalen Übungskomplex auswählt. Wenn Sie für sich alleine üben möchten, bitte ich Sie, meinen Rat zu beachten und wirklich langsam und sanft mit den vorgeschlagenen Übungen in diesem Buch anzufangen, damit Sie erfolgreich Ihr Ziel erreichen.

Bevor Sie nun überhaupt mit den Übungen beginnen, achten Sie bitte darauf, dass Sie bequeme Kleidung tragen. Weder am Hals oder an der Brust noch im Bauchbereich sollte Sie etwas einengen. Wenn es Ihnen möglich ist, ziehen Sie die Schuhe aus und sorgen Sie dafür, dass Sie für die nächsten etwa 15-20 Minuten nicht gestört werden.

Kommen wir nun zu den verschiedenen Übungen der intimen Gymnastik, die man im alten China mit einer Art Meditations-Übung begonnen hat, welche ich Ihnen nachfolgend vorstellen möchte.

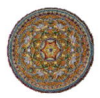 # Meditations-Übung *Atmen mit den Eierstöcken*

Stellen Sie sich gerade hin, die Fersen stehen dabei parallel zueinander, wobei der Abstand zwischen diesen ungefähr dem Ihres Fußes entsprechen sollte. Achten Sie bitte darauf, dass Sie eine gerade Körperhaltung einnehmen und sich Ihr Becken in der richtigen Lage befindet. Das Körpergewicht sollte sich hierbei gleichmäßig auf die Fersen verteilen. Die richtige Körperhaltung bei dieser Übung ist der Garant für einen maximalen Nutzen.

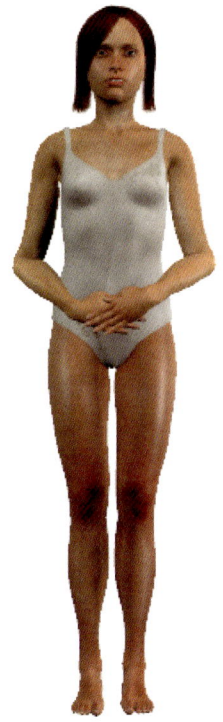
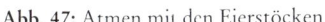
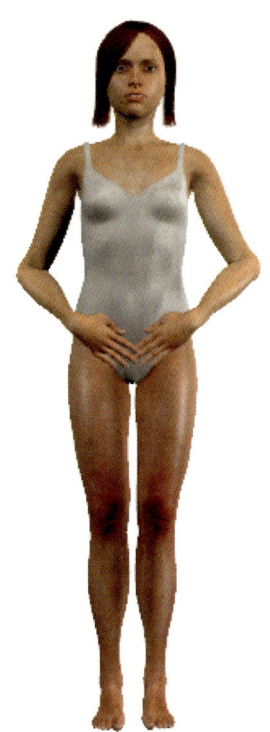

Abb. 47: Atmen mit den Eierstöcken

Während der Übung können Sie durch die Nase ein- und ausatmen, die Zungenspitze ist erhoben und berührt leicht den Gaumen. Das *Lächeln der Mona Lisa* spiegelt sich auf Ihrem Gesicht wider. Während Sie sich entspannen, beugen Sie die Ellenbogen und heben Sie diese bis in Bauchhöhe. Stellen Sie sich vor, dass in ihren Handflächen zwei Feuer brennen. Stellen Sie sich langsam deren Licht vor und spüren Sie ihre Wärme. Jetzt legen Sie die Hände mit dem visualisierten Feuer über den Bereich der Eierstöcke. Konzentrieren Sie in Gedanken Ihre gesamte Aufmerksamkeit auf den Bereich der Eierstöcke und stellen Sie sich diese vor. Fühlen Sie nun, wie die Wärme aus dem Zentrum Ihrer Handflächen an die Eierstöcke weitergegeben wird.

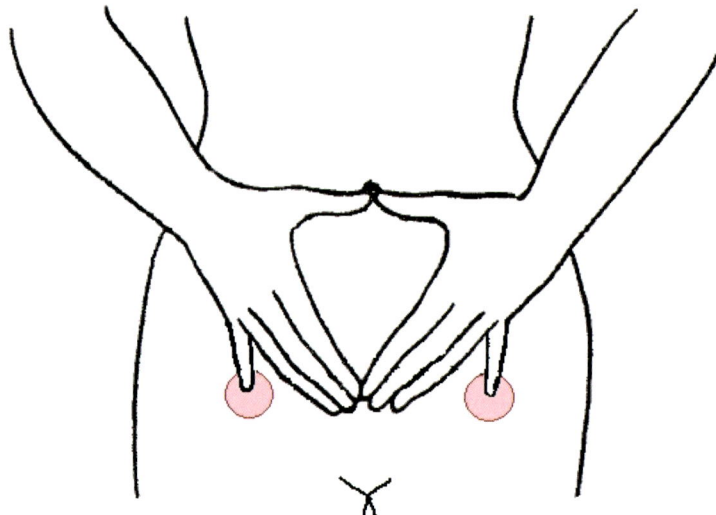

Abb. 48: Handposition auf dem Bereich der Eierstöcke

So ermitteln Sie die genaue Lage der Eierstöcke: *Legen Sie den Daumen an den Nabel und bilden Sie mit Hilfe der Zeigefinger ein Dreieck („einen Tempel der Eierstöcke"). Spreizen Sie dann den kleinen Finger etwas zur Seite. Darunter befinden sich die Eierstöcke.*

1. Langsam und ganz sanft sollten Sie eine Kreisbewegung vollführen und damit beginnen, die Zone der Eierstöcke sanft zu
   massieren bzw. zu streicheln (der Bewegungsradius sollte 1-2
   cm betragen). Führen Sie diese Bewegungen mit den Händen
   18-36 Mal aus. Danach halten Sie bitte inne und konzentrieren
   sich erneut auf die Eierstöcke. Sie spüren jetzt in diesem Bereich Wärme und womöglich ein Pulsieren, ein Stechen oder ein
   Aufblähen.

2. Stellen Sie sich vor, dass ihre Eierstöcke die Lungen sind, und
   der Mund das Jade-Tor: *Im Alten China benutzte man gerne
   schöne Umschreibungen für die intimen Körperzonen. Als „Jade-
   Tore" bezeichneten die alten Taoisten den Eingang in den weiblichen Schoß – die Vagina.*

3. Beginnen Sie nun mit den Eierstöcken „zu atmen". Beim Einatmen ziehen Sie sehr sanft die Dammmuskeln zusammen: *Dabei verkürzen sich der PC-Muskel, der Schließmuskel der Harnröhre, der Scheide und des Afters.*

4. Gleichzeitig stellen Sie sich vor, wie Sie durch die Vagina hell-
   rosa Licht in sich hineinziehen. Dieses Licht fließt in die Gebärmutter sowie in die Eileiter und Eierstöcke und erfüllt diese
   mit Licht, verjüngt Sie somit und macht Sie gesund.

5. Entspannen Sie nun beim Ausatmen die Muskeln des Dammes
   und stellen Sie sich gleichzeitig vor, dass Sie aus der Vagina
   schmutzig rosafarbenes Licht ausatmen.

6. Visualisieren und spüren Sie, wie beim Ausatmen aus Ihren Eierstöcken eine verbrauchte, stagnierende Energie ausströmt
   (und damit gleichzeitig Krankheiten und Probleme der weiblichen Bereiche).

7. Beim erneuten Einatmen durch das „Jade-Tor" füllen sich Ihre
   Eierstöcke und Ihr weiblicher Schoß nochmals mit lebendiger,
   reiner Energie und Sie werden gesund und jünger.

Bitte beachten! *Die Meditations-Übung „Atmen mit den Eierstöcken"* *setzt ein sehr sanftes Zusammenpressen der Dammmuskeln voraus – es* *sollte so sanft erfolgen, wie das Zusammenpressen der Blütenblätter ei-* *ner sich schließenden Blüte, so unmerklich, dass wenn die Ausführung* *noch geringer wäre, es überhaupt keine Aktion mehr gäbe. Wenn Sie bei* *dieser Übung eine angenehme, sich über den gesamten Körper ergießen-* *de Wärme spüren, machen Sie alles richtig!*

Atmen Sie 8-10 Mal ein und aus – falls Sie diese Übung das erste Mal durchführen! Richtig ausgeführt ist dies tatsächlich eine Übung, die Wunder bewirken kann und man kann diese bis zu 90 Mal morgens und abends ausführen. Aber versuchen Sie nichts zu erzwingen, denn alles hat seine Zeit. Und wenn es Ihnen angenehmer erscheint, können Sie das „Eierstockatmen" auch im Sitzen und im Liegen ausüben.

Diese Übung hat einen sehr günstigen Einfluss auf die weibliche Gesundheit, denn sie wirkt sich sehr wohltuend auf die Funktionsweise der Geschlechtsorgane aus, reguliert den Menstruationszyklus, stabilisiert den Hormonhaushalt, verbessert das Wohlbefinden bei negativen Erscheinungsformen des prämenstruellen Syndroms sowie Symptomen des Klimateriums und ist auch eine Prophylaxe für Erkrankungen wie Myome in der Gebärmutter, unerfüllter Kinderwunsch, Endometriose, Zysten uvm.

Warnung!

In den folgenden Fällen sollte man diese Übungen der intimen Gymnastik *nicht durchführen:*

- *wenn Sie an entzündlichen Prozessen des urogenitalen Systems leiden*
- *während der Menstruation*
- *während der Schwangerschaft*

Bei Auftreten von Bluthochdruck (Hypertonie) und Erkrankungen der *Herzgefäße sollte man die Belastung in Abhängigkeit von dem Grad der* *Erkrankung verringern und auch nur unter Beobachtung eines Arztes trai-* *nieren.*

Nachfolgend werde ich Ihnen helfen, sich fünf grundlegende (Basis)-Übungen der intimen Gymnastik anzueignen. Alle anderen Techniken – angefangen von den einfachsten bis hin zu den kompliziertesten – fußen auf deren Grundlage.

Nehmen Sie für diese fünf Basis-Übungen immer die folgende **Ausgangsposition** ein: Setzen Sie sich auf die Kante eines Stuhls und stellen Sie die Fersen parallel zueinander auf Schulterbreite. Überzeugen Sie sich davon, dass die Fersen vollständig auf dem Boden stehen. Kontrollieren und korrigieren Sie die harmonische Verteilung Ihres Gewichtes zwischen den Füßen und den Eierstöcken.

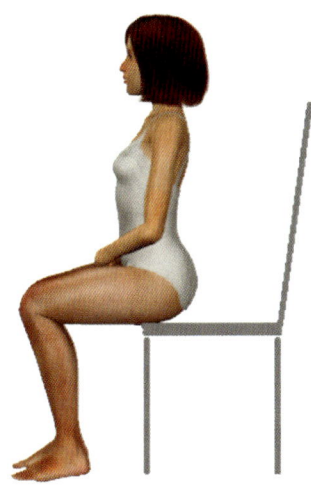

Abb. 49: Ausgangs-Sitzposition

Achten Sie bitte darauf, dass sich nicht das gesamte Gewicht des Körpers auf die Beckenknochen verlagert (auf denen Sie sitzen), denn mit der Zeit könnten hierdurch Schmerzen und Entzündungen entstehen, wie z.B. des Sitznerves.

Die Schultern sind ohne Anspannung nach hinten gerichtet. Der Rücken sollte im Lendenbereich gerade gehalten werden, aber insgesamt im Bereich der Schultern und des Halses *etwas* gebeugt sein. *Eine solche Lage des Körpers dient der Entspannung des Brustbereichs und trägt zum freien Energiefluss durch den Hals und den Brustzellbereich sowie des Bauchbereiches bei.*

Die Zunge können Sie leicht an den oberen Gaumen drücken. Das Ein- und Ausatmen vollzieht sich durch die Nase.

1. Übung *Das Entfachen des Feuers*

1. Legen Sie die Hände mit den Handflächen nach unten auf die Knie und beginnen Sie nun mit wenig Druck, die Hände über die Beine bis zu den Füßen zu streichen und führen Sie anschließend die Gegenbewegung zurück zum Knie nach oben an der Unterseite der Beine durch (ohne die Hände anzuheben).

2. Eine Übung umfasst zwei dieser Bewegungen und sollte jeweils 8-10 Mal durchgeführt werden.

3. Erinnern Sie sich, was Sie tun müssen, um den Urinstrahl aufzuhalten? Genau, Sie verkürzen den Harnröhrenschließmuskel (ziehen diesen quasi in sich hinein). Ziehen Sie diesen nun zusammen und entspannen sie ihn wieder. Legen Sie dazu die Hände auf den unteren Bauch. Beim Einatmen drücken Sie den Schließmuskel der Harnröhre zusammen und zählen dann in Gedanken bis 3. Beim anschließenden Ausatmen entspannen Sie sich.
Diesen Wechsel aus An- und Entspannung führen Sie bitte 8-10 Mal durch.

4. Zusammenziehen und Entspannen des Muskels der Vagina: Stellen Sie sich in Gedanken vor, dass sich direkt am Eingang Ihrer Vagina ein Schatz befindet. Ihre Aufgabe ist es, diesen in sich hineinzuziehen und ihn so hoch wie möglich in den Vaginalkanal zu schieben.

5. Beim Einatmen erfassen Sie nun den „Schatz" und ziehen diesen in sich hinein – immer höher. Beim Ausatmen entspannen Sie sich (die Perle rollt auf das Jade-Tor zu). Wiederholen Sie diese Übung 8-10 Mal.

6. Zusammenziehen und Entspannen des Analkanalmuskels: Beim Einatmen drücken Sie mit aller Kraft die Analöffnung zusammen (mit einer einziehenden Bewegung, so als ob Sie „Saft

durch einen Strohhalm trinken", und konzentrieren Ihre gesamte Aufmerksamkeit auf diese Handlung). Zählen Sie in Gedanken bis 3 und entspannen beim Ausatmen wieder den Muskel. Wiederholen Sie diese Übung 8-10 Mal.

7. Gleichzeitiges intensives Zusammenziehen und Entspannen der Muskeln der Harnröhre, der Vagina und des Afters: Drücken Sie beim Einatmen durch eine starke, einziehende Bewegung den Damm und den Anus zusammen. Zählen Sie in Gedanken bis drei und halten Sie die Verkürzung aufrecht. Beim Ausatmen entspannen Sie die Muskeln wieder. Wiederholen Sie diese Übung 8-10 Mal.

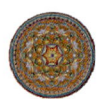 ## 2. Übung *Zwinkern*

Bei dieser Übung wechseln sich das Zusammenziehen der Schließmuskeln des Anus und der Vagina ab: Beim Einatmen drücken Sie den Anus zusammen (so stark wie möglich), und beim Ausatmen entspannen Sie den Anus. Beim nächsten Einatmen drücken Sie, so fest Sie können, den vaginalen Muskel zusammen und beim Ausatmen entspannen Sie ihn.

Sie können sich bei dieser Übung vorstellen, dass Sie mal mit der Vagina, mal mit den Popo „zwinkern". Führen Sie 8-10 solcher „Zwinker" aus.

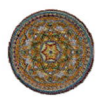

Dies ist eine Zwischenübung zur Entspannung der Lenden- und Beckenbodenmuskulatur: Man geht davon aus, dass diese Übung u.a. dazu beiträgt, sich von verschlackter und stagnierender Energie zu befreien.

Stellen Sie sich gerade hin, die Füße sind dabei auf Schulterhöhe auseinander. Legen Sie die Hände auf die Taille hinter dem Rücken mit den Handflächen nach oben (die Außenseite des Handgelenks liegt auf der Taille und die Finger sind zu einer entspannten Faust zusammengeschoben).

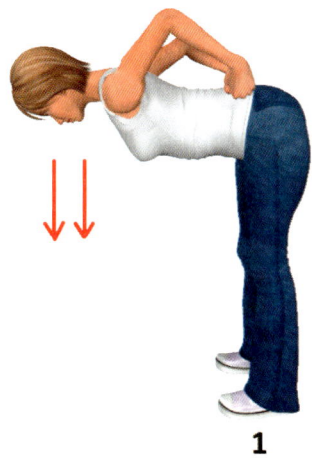 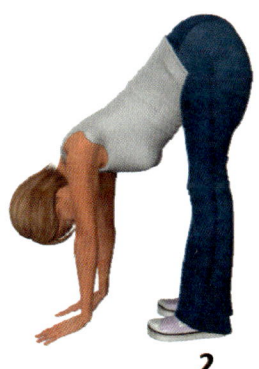

1   2

Abb. 50: Zwischenübung *Der Schlüssel*

Atmen Sie nun **durch die Nase** tief und lange ein, dabei heben Sie das Kinn und die Augen an, wobei der gesamte Körper nach oben gezogen wird. Achten Sie bitte darauf, dass die Fersen auf dem Boden bleiben und Sie auf der gesamten Fußsohle stehen. Atmen Sie „scharf", dreimal **durch den Mund** aus. Gleichzeitig bücken Sie den Körper nach vorn, die Hände „werfen" Sie ebenfalls nach vorn. Idealerweise können

Sie mit den Handflächen den Boden erreichen. Spüren Sie, wie die schlackenhafte, stagnierende Energie aus ihnen herausströmt und in den Boden eindringt. „Scharfes Ausatmen" bedeutet dreimal ausatmen mit eingezogenem Bauch während des nach vorne Beugens.

Führen Sie diese Übung dreimal aus (jedes Mal dreifach ausatmen). *Bei Bedarf kann man natürlich gerne mehrere dieser Beugungen durchführen.*

Haben Sie sich ein wenig erholt? Wunderbar! Wir setzen die intime Gymnastik fort...

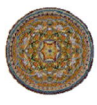 ## 3. Übung *Akkordeon*

Bei dieser Übung wird die gesamte Muskelgruppe des Beckens langsam zusammengezogen: Beim Ausatmen beginnen Sie damit, **sanft** die Muskeln des Dammes und des Anus zusammenzuziehen (in sich hinein). Dies sollten Sie mindestens 5 Sekunden lang durchführen. Beim Ausatmen vollführen Sie dann eine sanfte, langsame Entspannung der Muskeln des Dammes und des Anus. Wiederholen Sie diese Übung 8-10 Mal in drei Durchgängen.

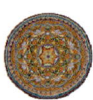 ## 4. Übung *Das Schloss*

Bei dieser Übung wird der Muskel des Dammes und des Anus fixiert zusammengezogen.

Beim Einatmen verkürzen Sie durch eine einziehende Bewegung die Muskeln des Dammes und des Anus und halten diese in diesem Zustand 10-20 Sekunden lang. Beim Ausatmen entspannen Sie die Muskeln wieder. Führen Sie diese Übung 8-10 Mal aus.

Bitte beachten! Wenn Sie den Bauch einziehen, achten Sie bitte darauf, dass Sie die Schultern NICHT heben. Dies ist der häufigste Fehler bei Anfängern.

Während den Übungen werden Sie ein angenehmes, den Körper einhüllendes Wärmegefühl verspüren, eine Hitze unterhalb des Bauches, die sich über den gesamten Körper ausbreitet. Während der Durchführung der Übungen kann es zu einer Aktivierung und raschen Anhäufung sexueller Energie kommen, sodass es Sie plötzlich schüttelt (wie bei einem leichten elektrischen Schlag) oder Sie einfach nur eine Gänsehaut bekommen. Erschrecken Sie bitte nicht, denn das ist völlig normal und zeigt, dass Sie alles richtig machen.

Wenn Sie eine der Übungen der intimen Gymnastik ausführen, dann sollten Sie daran denken, dass es nicht nur um die Vervollkommnung der Muskeln des Dammes geht, sondern in erster Linie um die richtige Zirkulation der Energie sowie die Aufrechterhaltung des energetischen Gleichgewichts im Körper. Daher ist es überaus wichtig, jedes Mal nach der Durchführung der intimen Gymnastik die aktivierte Sexualenergie richtig zu verpacken und harmonisch im Körper zu verteilen oder direkt an jene Organe weiterzuleiten, die Sie heilen wollen und die dieser Energie bedürfen. Das ist das Minimum, welches Sie unbedingt nach der intimen Gymnastik beachten sollten.

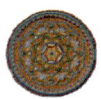

5. Abschließende Übung
Die Verpackung der sexuellen Energie

Legen Sie Ihre Hände auf den Bauch, ungefähr vier Finger breit unter den Nabel (die rechte Hand liegt auf dem Bauch und die linke Hand befindet sich auf der rechten). Dieser Bereich Ihres Körpers entspricht Ihrem sexuellen (geschlechtlichen) Zentrum. Beginnen Sie nun damit, Kreisbewegungen auszuführen: 36 Kreisbewegungen mit den **Händen im Uhrzeigersinn.**

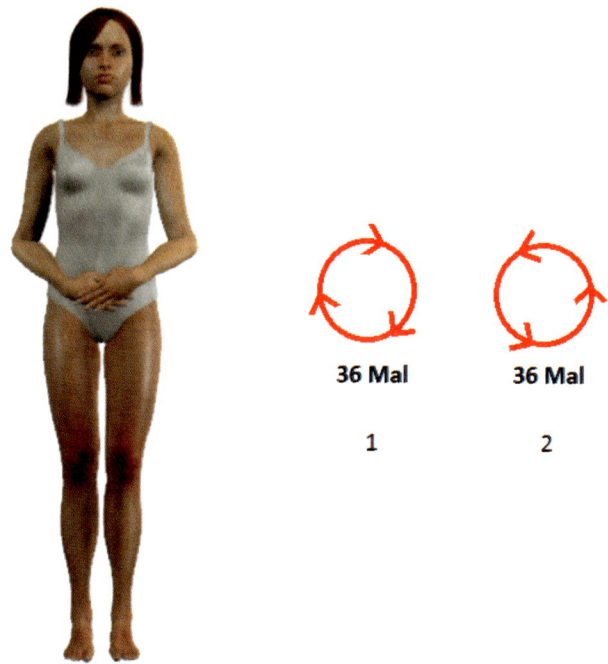

Abb. 51: Abschließende Übung: Zuerst bewegen Sie die Hände 36 Mal im Uhrzeigersinn, danach in der entgegengesetzten Richtung.

Durch die kreisenden Bewegungen bekommt dieser Bereich sehr viel Energie, was nicht nur Ihr sexuelles Zentrum aktiviert und Ihnen Lebenskraft, Weiblichkeit, Sexappeal, Aktivität, Schöpfertum und die Fähigkeit, das Leben zu genießen, verleiht, sondern auch die Eierstöcke gesund erhält. Die Eierstöcke können durchaus unterschiedlich mit Blut und Energie versorgt sein, was sich z.b. in der Temperatur ausdrückt. Es kann deshalb vorkommen, dass der eine Eierstock vor Energie strotzt, der andere jedoch energetisch unterversorgt ist. Gemäß der alten chinesischen Medizin kann ein solches Ungleichgewicht zur Bildung von Zysten oder Geschwüren führen. Die Energiezufuhr im sexuellen Zentrum verhilft nun dazu, die Temperatur und Energie der rechten und linken Eierstöcke einander anzugleichen, schützt vor einer Stagnation der Energie (auch einer Stagnation im Bauchbereich) und verhindert die Bildung bösartiger Geschwüre. Im Endeffekt genügen also ganz einfache Handlungen, damit Ihre Eierstöcke gesund und Sie insgesamt jünger werden können.

Vielleicht haben Sie bereits davon gehört, dass die Energie des zweiten Chakras bzw. Sexualchakras, dem Element Wasser bzw. dem *Ying*, d.h. der weiblichen Energie zugeordnet ist, da ja hauptsächlich Frauen diese Energieformen in sich tragen. Sobald eine Frau in diesem Chakra über ausreichend Energie verfügt, versorgt sie auch ihren Mann damit, der seinerseits wiederum die Frau unterstützt und Stabilität in ihr Leben bringt. So kann es sein, dass wenn der Mann seine sexuelle Energie verstärkt, die Frau damit auch wieder ihre eigene Lebensstütze „nährt" und somit Stabilität und Ruhe erhält.

Es ist außerdem nützlich, von Zeit zu Zeit aktivierte sexuelle Energie im Nabelbereich anzureichern. Hier befindet sich das „Lebenszentrum", in dem die gesamte Lebensenergie Ihres Organismus konzentriert und gespeichert wird, wodurch wiederum die allgemeinen Lebenskräfte des Organismus verstärkt werden. Mit der Zeit werden Sie sogar dazu in der Lage sein, die sexuelle Energie im Herzen zu konzentrieren, was Ihre Lebensfreude und Liebe erhöhen wird. Dies hat dann zur Folge, dass Sie von Ihren Mitmenschen viel besser verstanden und unterstützt werden.

Bitte beachten! Um die Chakren zu aktivieren, wird die Energie darin durch die kreisenden Bewegungen quasi zusammengerollt bzw. gebündelt. Dies sollte bei Frauen und Männern im Uhrzeigersinn geschehen.

Ich weiß, dass man entsprechend den taoistischen Praktiken Frauen empfiehlt, das aktivierte Ying (die sexuelle Energie) entgegen dem Uhrzeigersinn zu bündeln. Diese Empfehlung beruht darauf, dass im alten China vor allem die Nonnen und die sich in den Harems des Kaisers aufhaltenden Frauen in die weiblichen taoistischen Techniken unterwiesen wurden. In den Harems befanden sich manchmal tausende junge Frauen, die mit den starken, erfüllenden sexuellen Leidenschaften kaum zurechtkamen. Und der Kaiser konnte physisch ja nicht alle von ihnen gleichzeitig befriedigen... So empfahl man den Frauen, die sexuelle Energie entgegen dem Uhrzeigersinn „einzurollen", um deren Aktivität zu verringern und das sexuelle Verlangen zu dämpfen. Für die Nonnen war Sex sowieso tabu, daher dämpften viele von ihnen die Sexualenergie mit den Bewegungen entgegen dem Uhrzeigersinn. Aber die *Weißen Tigerinnen* ließen sich den Sex nicht vorenthalten, daher „rollten" sie die Sexualenergie im Uhrzeigersinn auf bzw. aktivierten diese damit.

Eine wissenschaftliche Mitarbeiterin der NASA, die hohe Autorität genießt, Barbara Ann Brennan, sagte, dass sich gesunde Chakren im Uhrzeigersinn drehen und die geschlossenen, nicht ausbalancierten, entgegen dem Uhrzeigersinn. In ihrem bemerkenswerten Buch „Hands of Light" schreibt sie, dass wenn die Chakren normal funktionieren, sie geöffnet sind und sich im Uhrzeigersinn drehen. Hierdurch ziehen sie die wichtige Lebensenergie aus dem Umfeld bzw. Kosmos in die Chakren und somit in das Körpersystem. Wenn sich die Chakren aber entgegen dem Uhrzeigersinn drehen, wird Energie aus dem Körper herausströmen bzw. das Chakra von dem Energiefluss abgeschnitten und geschlossen.

Für uns heißt das: Wenn man sexuelle Energie **aktivieren** möchte, sollte man das Sexualchakra durch kreisende Bewegungen **im Uhrzeigersinn** aktivieren.

Bitte beachten! Damit der aktivierte Strom an sexueller Energie für Sie auch wirklich eine positive Wirkung hat, sollte man nie sexuelle Energie ansammeln, wenn man gerade Nachrichten oder dramatische, spannende Filme schaut, oder sich mit Themen wie Unfälle, Katastrophen oder Kriegsgeschehen beschäftigen.

Nachfolgend möchte ich Ihnen gerne erklären, warum das so ist: Die aktivierte Sexualenergie wirkt wie ein Magnet auf alles, worauf sich ihre Aufmerksamkeit richtet, vor allem während sie die intime Gymnastik ausführen. Es würde sich somit negativ auf Sie auswirken, wenn Sie während den Übungen Nachrichten aus Kriegsgebieten schauen. Anschließend könnten Sie z.B. übergroße Angst vor einem Krieg haben, oder Sie könnten sehr traurig werden, aber nicht einordnen können, woher diese Gefühle plötzlich kommen.

Ihr emotionaler Zustand und alles, was Sie während der intimen Gymnastik denken, sehen und hören, wird sich im Grunde genommen sofort in Ihrem Leben materialisieren. Daher sollten Sie immer vor Beginn der Übungen alle negativen Gedanken aus Ihrem Kopf verbannen, wie in Kapitel 2 ausführlich beschrieben.

Während der Übungen sollten Sie versuchen, an etwas Angenehmes und Positives zu denken oder Ihr gestecktes Ziel zu visualisieren, als ob Sie es bereits erreicht hätten. Sie könnten ebenfalls einfach die Natur auf sich wirken lassen, auch wenn dies nur mit Hilfe eines Bildes an der Wand geschieht.

Die Heilkraft Ihrer Hände

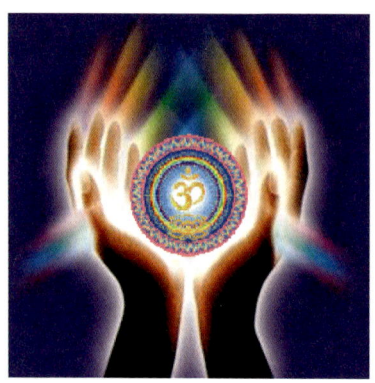

Abb. 52: Wir können mit den Händen heilen!

Ihre Hände sind nach dem Abschluss der Übungen der intimen Gymnastik wie ein Brunnen sexueller Energie. Dies umso mehr, wenn Sie während der Übungen Ihre Hände auf dem Bauch gehalten haben. Sie werden Wärme, ein Pulsieren und vielleicht sogar eine Art „Feuer" im Zentrum Ihrer Handflächen verspüren. Sie sollten diese Energie auf jeden Fall nutzen und sie nicht einfach so verpuffen zu lassen.

Nachdem Sie nun die Energie in Ihrem Sexualzentrum aktiviert haben, können Sie mit Ihren Händen über Ihr Gesicht streichen, dann über Ihren Hals und die Haare. Auf diese Art und Weise erfüllen Sie sich mit Energie und verjüngen sich. Falls Sie körperliche Beschwerden haben, können Sie die Hände dort auflegen und gleichzeitig visualisieren, wie diese heilenden Energien dort einfließen.

Denken Sie daran, dass diese Energie die Eigenschaft hat, sich dort zu konzentrieren, worauf Sie ihre Aufmerksamkeit fokussieren. Beobachten Sie Ihre Empfindungen und stellen Sie sich Ihre Heilung vertrauensvoll vor. Die Erfahrungen vieler Menschen – auch meine eigene – zeigt, dass der Schmerz schneller verschwindet, die Wunden rascher heilen und die Schrammen besser zusammenwachsen. Sie selbst sind die wahre Quelle Ihrer Heilung – von jeglichen Problemen und Krankheiten.

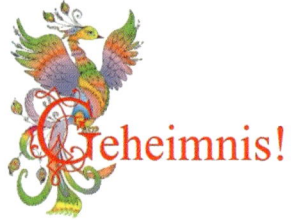

Geheimnis!

Die Effektivität der intimen Gymnastik wächst um ein Vielfaches an, wenn Sie vor dem Beginn der Übungen Ihre Lustgrotte innen mit Mandelöl einreiben.

Ich empfehle allen Frauen über 30 Jahren, das Einölen nach den intimen Waschungen am Morgen und am Abend. Diese einfache Praxis trägt dazu bei, die Trockenheit und die Erosion der Scheide zu verhindern, genauso wie Schmerzen während des Sex. Darüber hinaus führt man beim Einreiben der Scheidenwände mit Öl eine Art Massage durch und stimuliert hiermit das Erzeugen eines eigenen Sekrets, welches für die Aufrechterhaltung der inneren Balance notwendig ist und auch auf die Gesundheit Ihres heiligen Schoßes eine sehr positive Wirkung hat.

Spezielle Bonus-Übungen

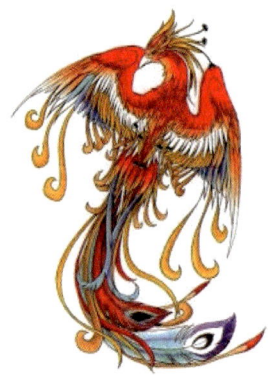

Diese besonderen Praktiken dienen der Anhäufung und Steuerung der sexuellen Energie, der Entwicklung der Muskeln des Beckenbodens und der Korrektur der Körperhaltung sowie der Verjüngung des Körpers. Damit Ihre Lebenskräfte noch stärker werden, die Schönheit gedeiht, der Körper schlank wird oder bleibt und Sie Ihre Jugendlichkeit bis ins hohe Alter bewahren können, sollten Sie folgende Übungen in Ihr Repertoire der intimen Gymnastik aufnehmen:

Abb. 53: Fenghuang

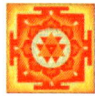 ## Übung *Jasmin*

Diese Übung trägt zur zügigen Aktivierung und Anhäufung mit sexueller Energie bei, stärkt die Beckenbodenmuskulatur und wirkt sich günstig auf die Funktionsweise des endokrinen Systems und des gesamten Organismus aus. In den alten Traktaten wird darauf verwiesen, dass die Vagina nach dieser Übung einen Duft ausströmt, der an den Duft von Jasmin erinnert. Man nimmt an, dass es sich um eine bestimmte Art weiblicher Pheromone handelt.

Für diese Übung benötigen Sie einen freien Platz an einer Wand.

1. Setzen Sie sich auf Ihre **Fersen**, und drücken Sie sich dann fest **mit geradem Rücken** an die Wand, die Hände legen Sie auf die Knie, die sie ein wenig nach vorne strecken, oder Sie können diese auch zusammennehmen und die *Schultern entspannen*. Die Zunge können Sie leicht an den Gaumen pressen und das Ein- und Ausatmen erfolgt durch die Nase.

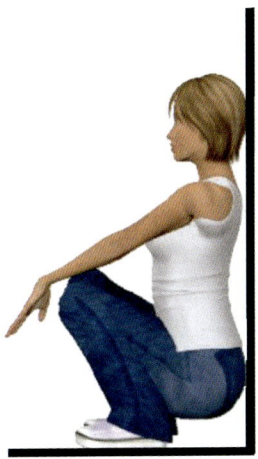

Abb. 54: Jasmin-Übung 1

a) Verkürzen Sie bei **jedem Einatmen** rhythmisch die Muskeln der Vagina und entspannen Sie diese wieder beim Ausatmen.
Führen Sie diese „Verkürzungen" zwischen 10-18 Mal durch.

b) Schließen Sie nun die Augen und konzentrieren Sie sich auf Ihr drittes Auge (der Bereich in der Mitte der Stirn zwischen den Augen). Pressen Sie dann beim Einatmen die Muskeln des Dammes zusammen und ziehen Sie diese, so kraftvoll es geht, in sich hinein. Halten Sie nun den Atem an und die Dammmuskeln weiter angespannt. Zählen Sie in Gedanken bis 10, während Sie in dieser Position verbleiben. Führen Sie diese Übung mindestens dreimal durch und versuchen Sie bitte, die Muskeln des Dammes angespannt zu halten.

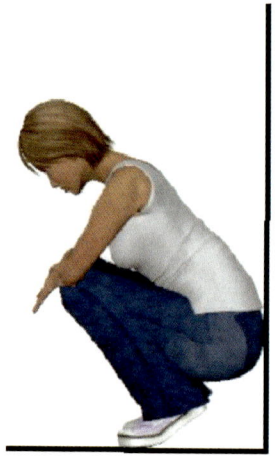

Abb. 55: Jasmin-Übung 2

2. Setzen Sie sich nun auf die Zehen in die Hocke, ohne dass Ihr Rücken die Wand berührt. Die Hände ruhen auf den Knien. Wiederholen Sie in dieser Position die Übungen a) und b).

Bei diesem Übungskomplex ist es das Wichtigste, sich nicht zu überanstrengen. Sie sollten sich gut fühlen und keine Schmerzen haben. Sollte es Ihnen nicht sofort gelingen, die Muskeln 10 Sekunden lang angespannt zu lassen, dann spannen Sie sie an, solange es Ihnen möglich ist. Wenn Sie jeden Tag dieses Training durchführen, werden Sie aber schon bald in der Lage sein, die Dammmuskeln 10-15 Sekunden und sogar länger, anzuspannen.

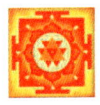 **Übung** *Weiblicher Charme*

Diese Übung dient der Korrektur der Beckenlage, der Verbesserung der Körperhaltung, dem Anhäufen von sexueller Energie sowie der Entwicklung der sexuellen Empfindsamkeit und der Weiblichkeit.

Für diese Übung setzen Sie sich bitte auf den Boden, mit dem Rücken zur Wand. Man kann die Knie dabei anziehen und sich mit den Händen helfen, sich dichter an die Wand zu drücken. Sitzen sollte man auf den Sitzknochen (diese kann man leicht ausmachen, wenn man sich in sitzender Haltung von einer Seite auf die andere schaukelt). Während der Übung sollte man nicht auf den Sitzknochen hin und her schwanken und darauf achten, dass der Rücken immer gerade bleibt. Atmen Sie dabei bitte ganz normal durch die Nase.

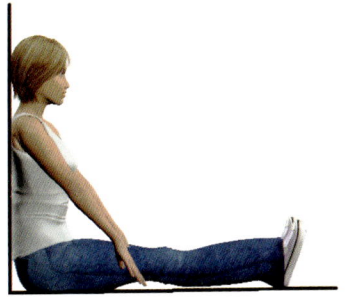

1

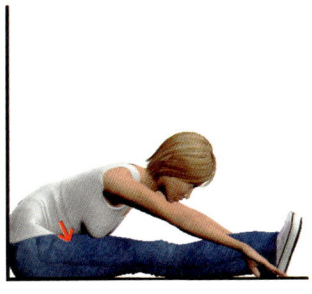

2

Abb. 56: Übung *Weiblicher Charme*

1. Wenn Sie nun in dieser Position sitzen, strecken Sie die Beine nach vorn aus und neigen Sie den Rumpf mehrmals nach vorn in Richtung Füße. Drücken Sie dabei den Nabel nach vorn und zum Boden hin und achten Sie weiter auf einen geraden Rücken. Versuchen Sie sich von der Basis des Rückgrates aus nach vorne zu beugen, soweit Sie es können. Beim Beugen des Rumpfes führen Sie die Bewegung so durch, als ob jemand Ihren Kopf nach vorn ziehen und runter drücken würde. Wiederholen Sie diese Übung 9-18 Mal.

2. Von dieser Position aus versuchen Sie bitte, den Nabel maximal an die Beine zu pressen. Die Füße sollten dabei gerade bleiben. Behalten Sie diese Stellung 10-15 Sekunden, wobei Sie gleichzeitig die Dammmuskeln verkürzen, das heißt in sich hineinziehen. Danach kommen Sie in die Ausgangsposition zurück und lehnen sich mit immer noch geradem Rücken und entspannten Schultern an die Wand.

Die gesamte Übung sollten Sie dreimal wiederholen.

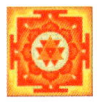 **Übung** *Die Grazie einer Katze*

Diese Übung korrigiert die Beckenlage und die Haltung. Sie richtet die Wirbelsäule auf und strafft diese, fördert die Beweglichkeit sowie die Elastizität des Körpers und trägt außerdem zur Anhäufung sexueller Energie bei.

Nehmen Sie eine Knie-Ellenbogenlage ein bzw. den Vierfüßlerstand. Ihre Handflächen sollten sich dabei unter den Schultern befinden und die Knie unter dem Hüftgelenk.

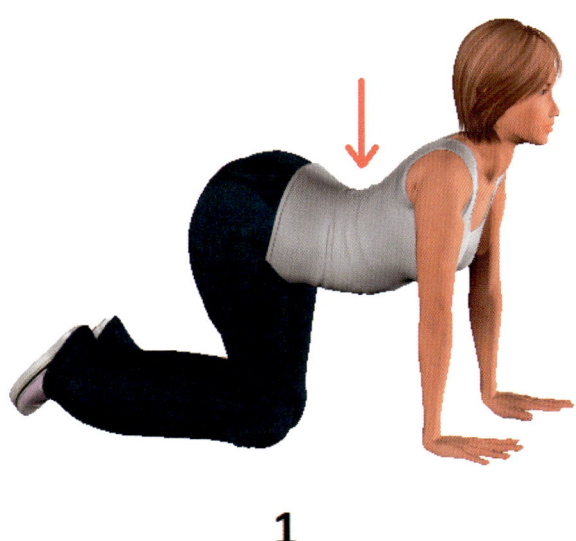

1

Abb. 57: Übung *Die Grazie einer Katze* Position 1

Von dieser Ausgangslage ausgehend, beginnen Sie beim Einatmen mit maximaler Amplitude den Rücken nach oben zu schieben. Gleichzeitig verkürzen Sie die Dammmuskeln, indem Sie diese nach innen ziehen. Beim Ausatmen beugen Sie sich nun nach vorn und entspannen die Muskeln des Dammes wieder.

Wiederholen Sie diese Übung 8-10 Mal.

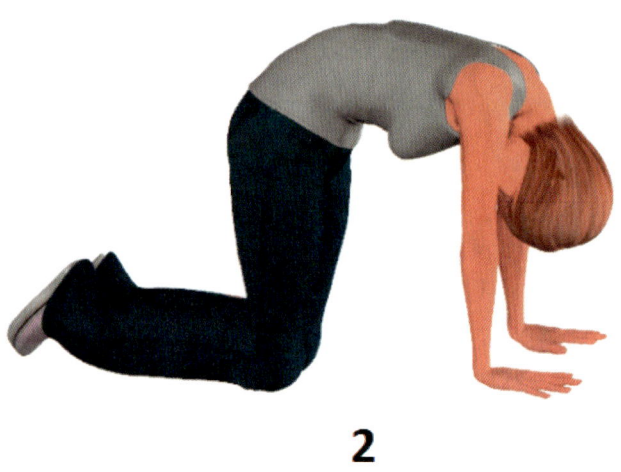

Abb. 58: Übung *Die Grazie einer Katze* Position 2

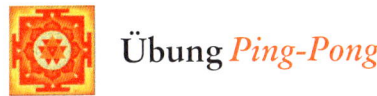 # Übung *Ping-Pong*

Mildert die Anspannung des Beckenbodens, wirkt sich günstig auf die Ge-
bärmutter aus, macht die Wände der Vagina geschmeidig sowie elastisch
und trägt zur Aktivierung und Anhäufung sexueller Energie bei. Eine sehr
kraftvolle und nützliche Übung!

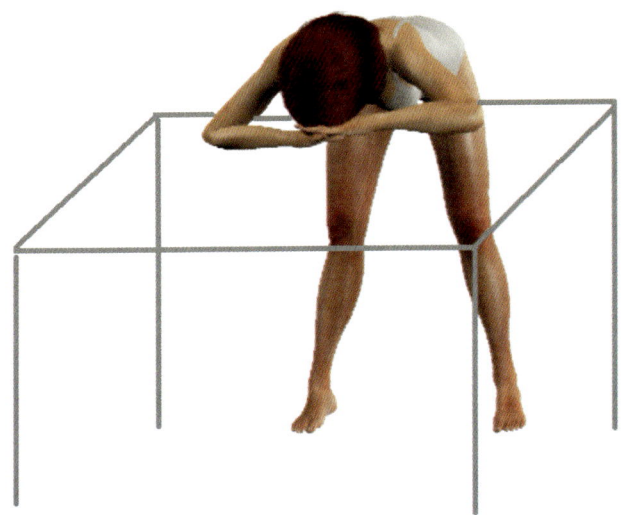

Abb. 59: Ping-Pong-Übung

Für diese Übung benötigen Sie einen Tisch. Beugen Sie die Ellenbogen und legen Sie diese nacheinander vor der Brust so zusammen, dass
sich ein Quadrat bildet. In dieser Haltung stützen Sie sich mit den
Händen auf den Tisch. Ihre Füße stehen in Schulterbreite. Wenn es für
Sie bequemer ist, können Sie sie auch etwas weiter auseinander stellen.
Die Fersen sind parallel zueinander, der Rücken ist gerade, *der Lenden-*
bereich wird <u>nicht</u> gebeugt. Die Stirn sollten Sie auf die Hände auflegen.

Atmen Sie locker ein und aus. Stellen Sie sich jetzt bitte vor, dass sich in Ihrer Vagina direkt vorne eine große, schöne Perle befindet, etwa in der Größe eines Ping-Pong-Balls. Beim Einatmen drücken Sie die Vagina zusammen und ziehen die „Perle" in sich hinein – so hoch es geht, wenn möglich, bis zur Gebärmutter. Halten Sie nun für 3-5 Sekunden den Atem an. Anschließend drücken Sie beim Ausatmen die „Perle" zurück zum Ausgang der Scheide, ohne sie ganz herauszupressen. Atmen Sie dann erneut ein, wobei Sie die „Perle" wieder in sich hineinziehen und wiederholen Sie die Übung. Achten Sie darauf, dass der Rücken immer gerade ist und der Lendenbereich nicht gebeugt wird.

Diese Übung kann man ebenso mit einem Jade-Ei durchführen! Je nach Erfahrung kann man die Übung 18-45 Mal ausführen, und sogar bis zu 90 Wiederholungen steigern. Doch auch dabei gilt: Überanstrengen Sie sich bitte nicht, damit die Muskeln nicht überdehnt werden.

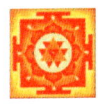 # Übung *Die Zauberflöte*

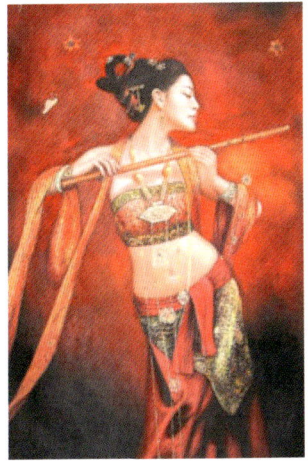

Diese Übung stimuliert das endokrine System und aktiviert und stärkt das Nerven-Muskel-System des Beckenbodens. Sie trägt weiterhin dazu bei, die Elastizität der Vaginalwände wieder herzustellen bzw. zu erhalten. Außerdem ist sie eine ausgezeichnete Prophylaxe und hilft, eine Schwäche des Schließmuskels der Harnröhre zu mildern (Inkontinenz). Sie stimuliert und multipliziert zudem die Stärke der sexuellen Empfindungen während des Geschlechtsaktes und entwickelt Sensitivität, Leidenschaftlichkeit und Verführungskräfte.

Abb. 60: Musische Konkubine

Die Zauberflöte ist eine besondere Technik, um die intimen Muskeln zu steuern und stammt von den alten Konkubinen des Ostens. Es handelt sich um eine vierfache stufenweise Verkürzung der Vaginalmuskeln mit einer zunehmenden Form des Zusammenpressens nach oben hin. Diese Verkürzung erfolgt während eines lang anhaltenden „stufenweisen" Einatmens. Beim Ausatmen wird eine rasche austreibende Bewegung mit den intimen Muskeln durchgeführt, als ob Sie einen Tennisball aus sich herauspressen würden. Während der Übung sollten Sie durch die Nase ein- und ausatmen.

Diese Übung können Sie am besten durchführen, wenn Sie sich die Vagina in Form von vier Stufen vorstellen:

Stufe 1: Entspricht dem Eintritt in die Vagina, wobei eine erste Verkürzung erfolgt. Diese sollte nicht sehr stark sein, sondern leicht und sanft.

Stufe 2: Die Kontraktion befindet sich ungefähr auf dem zweiten Glied Ihres Mittelfingers – verstärken Sie die Kontraktion und dabei den Druck nach oben.

Stufe 3: Verstärken Sie nun die Kraft des Druckes der Beckenmuskeln noch mehr, auch nach oben. Gleichzeitig mit dem Zusammenpressen der Vagina wird jetzt auch der Anus zusammengepresst.

Stufe 4: Das ist das allerstärkste Zusammenpressen, wobei gleichzeitig alle Muskeln des Dammes kontrahieren, d.h. Sie wirken jetzt mit maximaler Kraft auf die Muskelgruppe ein, die den Anus anheben, wie z.B. den quergestreiften Muskel vor dem After und die Ischias-Schwellkörper-Muskeln – *(vgl. Teil II, Kapitel „Der Aufbau des Beckens")*.

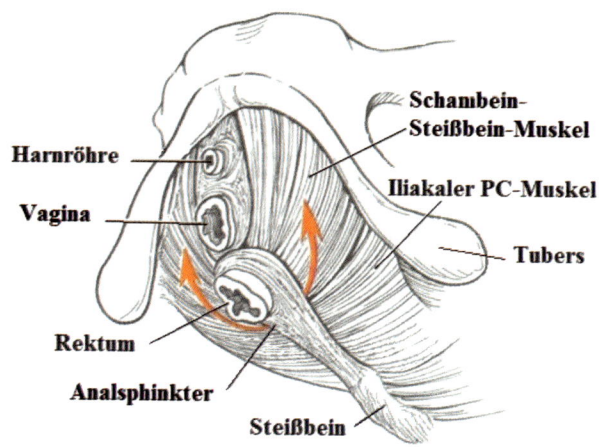

Abb. 61: Der Schambein-Steißbein-Muskel

Diese Übung wird etwas schneller durchgeführt. Für jede Stufe sollte man nur etwa eine Sekunde benötigen. Sie pressen von unten nach oben die Muskeln immer stärker zusammen und springen dabei gewissermaßen die einzelnen Stufen wie beschrieben nach oben. Es fühlt sich an, als würden Sie diese Kraft des Zusammenpressens nach oben in sich hineinziehen.

168

Beim Einatmen ziehen Sie während der Übung den Bauch nach innen – auch stufenweise in „Sprüngen". Beim Zusammenpressen auf der vierten Stufe sollte Ihr Bauch dann maximal eingezogen sein. Beim Ausatmen entspannen sich der Bauch und alle Muskeln des Dammes wieder. Die Übung sollte man 9 Mal in sitzender Haltung durchführen, 9 Mal in stehender Haltung und 9 Mal liegend, wobei man die Füße an die Knie anzieht.

Von dem stufenweisen Zusammenziehen der intimen Muskeln hat diese Übung ihren Namen, denn sie erinnerte die östlichen Konkubinen an das Spielen einer Flöte.

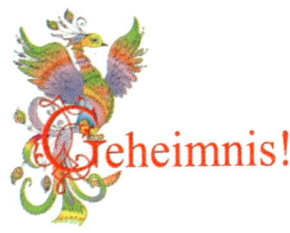

Wenn Sie in der Durchführung der „Zauberflöte" schon etwas fortgeschrittener sind, können Sie diese als Sextechnik einsetzen (dies gilt für alle Übungen der intimen Gymnastik). Zum Beispiel können Sie während des Geschlechtsaktes genau diese stufenweise Kontraktion der intimen Muskeln einsetzen. Dies verleiht Ihnen und Ihrem Partner unvergessliche, zauberhafte Gefühle und einen langen Orgasmus – Sie werden beide begeistert sein!

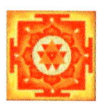 # Übung *Mikrokosmischer Orbit*

Die Übung *Mikrokosmischer Orbit* nimmt bei allen Praktiken des Ostens eine besondere Stellung ein. Seit ältesten Zeiten richten die Meister des Taoismus und der intimen Gymnastik sowie die Yogis ihre besondere Aufmerksamkeit darauf. Man glaubt, dass jener, der diese Technik vollkommen beherrscht, sich von Krankheiten befreien und damit beginnen kann, sein Leben völlig selbständig zu steuern.

Das Wesentliche dieser Technik *Mikrokosmischer Orbit* ist, dass man die Energie bewusst aus dem Sexual-Zentrum herauszieht und diese entlang des zentralen energetischen Kanals steuert. Dies ermöglicht, die sexuelle Energie in eine höher schwingende Energie zu transformieren. Man aktiviert damit zum einen die Tätigkeit des zentralen energetischen Kanals und zum anderen wird der Organismus mit Lebensenergie von höchster Qualität aufgeladen. Hierdurch kann der gesamte Organismus gesunden, sich verjüngen und das Leben verlängern.

Um noch besser zu verstehen, worum es genau geht, werde ich kurz erklären, was dieser *Mikroskopische Umlauf* ist: Die alten Taoisten haben festgestellt, dass es in jedem menschlichen Körper zwei grundlegende Energiekanäle gibt, welche besonders starke energetische Ströme in sich transportieren. Nachdem diese lange Zeit beobachtet wurden, nannte man sie gemäß ihren Aufgaben den *steuernden Kanal"* und den *funktionellen Kanal.*

Die Kontur, welche diese beiden energetischen Kanäle in sich vereint, begann man für zentral zu halten und nannte sie *Mikroskopischer Orbit.* Alle weiteren energetischen Kanäle im Körper des Menschen vereinen sich mit dem *steuernden* und dem *funktionalen Kanal.* Sie erhalten von ihnen Energie und verteilen diese dann über den gesamten Organismus bis in entfernteste Bereiche.

Diesen Vorgang kann man mit der Verteilung des Stromes aus der Hauptleitung in alle Haushalte aller Gebiete einer Stadt vergleichen – bis in die entferntesten Regionen.

Der *steuernde Kanal* (auch *Kanal des Steuermanns* genannt) ist der grundlegende Kanal beim Menschen, durch den die *Yang*-Energie strömt. Er beginnt im Zentrum des Dammes (am sog. Punkt *Tore des Lebens und des Todes)*, führt durch das Kreuzbein und erhebt sich durch die Wirbelsäule bis zum Schädel, wo er in das Gehirn eindringt. Anschließend führt er wieder nach unten, allerdings über das Gesicht, zwischen den Augenbrauen hindurch bis zum oberen Gaumenbereich.

Der *funktionale Kanal* (auch *Kanals des Handelns* genannt) ist der Hauptkanal für die *Ying*-Energie im Körper des Menschen. Dieser beginnt auch im Zentrum des Dammes und verläuft nach oben, allerdings mittig auf der Vorderseite des Körpers. Er durchläuft das Brustbein, dringt in den Hals ein und endet an der Zungenspitze. Die Zunge hat hierbei die Funktion wie ein Schalter. Sobald nämlich diese die Alveolen berührt (die Erhebung hinter den vorderen oberen Zähnen am Gaumen), schließt sie den *steuernden* und den *funktionalen Kanal* zusammen. Daraus bildet sich dann ein zentraler, energetischer Kreislauf – der *Mikrokosmische Orbit*. Dies bedeutet, dass die Energie sich nicht an der Zunge trifft, sondern die Energie durch das Zusammenfügen der Kanäle mit der Zunge einen Kreislauf bilden kann. Die Energie steigt also mit Hilfe des Kanals wie beschrieben nach oben durch die Wirbelsäule und fließt durch den vorderen Teil des Körpers zurück, um wieder erneut nach oben zu fließen.

Die Energie, welche durch den *Mikroskopischen Orbit* zirkuliert, durchläuft alle Organe (dazu gehören auch die Organe des endokrinen Systems) und die Nervensysteme des Körpers, die die Zellen mit dieser Lebensenergie versorgen. Diese Energie wird vom Körper benötigt, um gut zu funktionieren sowie gesund und geheilt zu werden.

Ich denke, Sie können es nun kaum mehr erwarten, ihren *Mikroskopischen Orbit* auszuprobieren. Vielleicht können Sie diese Übung ja als Abschluss Ihres intimen Gymnastikprogramms integrieren.

Nun geht es aber los: Nehmen Sie die **Ausgangsstellung** ein. Dazu setzen Sie sich auf eine Stuhlkante und achten bitte darauf, dass Ihre gesamten Fußsohlen auf dem Boden stehen. Der Rücken sollte vom Lendenbereich aufwärts gerade sein, aber *leicht* gebeugt im Bereich der Schultern und des Halses. Der ganze Körper ist entspannt und das Ein- und Ausatmen erfolgt durch die Nase. Während der gesamten Übung sollte die Zungenspitze den Gaumen berühren.

Sie können bei dieser Übung auch die „Lotos" oder „Halblotus"-Position einnehmen:

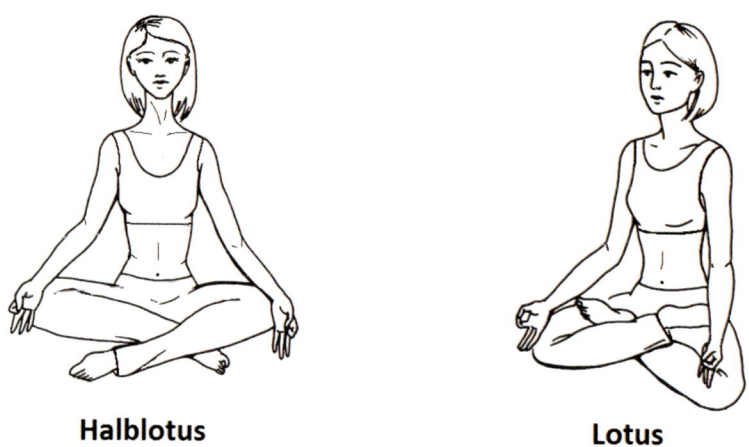

Halblotus   **Lotus**

Abb. 62: Die Halblotus- und die Lotus-Position

 Gehen Sie mit Ihrer Aufmerksamkeit zu Ihrem Sexualzentrum (ein Bereich, der ungefähr vier Finger breit unterhalb des Nabels liegt). Stellen Sie sich dort einen Bereich vor, der bis zum Rand mit sexueller Energie angefüllt ist. Versuchen Sie, dieser Energie nachzuspüren – spüren Sie die Wärme dort und die spiralförmige Energiebewegung.

Während eines langen Einatmens (7-8 Sekunden) drücken Sie gleichzeitig den Damm und den Anus zusammen. Dabei stellen Sie sich in Gedanken vor, wie die Energie aus dem Sexualzentrum nach unten in den Damm hinein fließt, sich von dort wieder erhebt in den Bereich des Steißbeins und dann beginnt, sich über den Rücken bis zur Schädelbasis zu bewegen. Sie können sich dabei vorstellen, die Energie durch den Kanal wie „Saft durch einen Strohhalm zu ziehen".

Kontrollieren Sie bitte nochmals, ob Ihre Zunge an den Gaumen gepresst ist. Visualisieren Sie dann, wie die Energie durch die Schädelbasis strömt, die Schädeldecke erreicht und dann in das Gehirn eindringt. Während Sie jetzt den Atem anhalten (7-8 Sekunden), drehen Sie die Energie zu einer Energiespirale zusammen und atmen Sie aus.

Während eines lang gezogenen Ausatmens (7-8 Sekunden) bewegt sich die Energie nach unten: durch einen zwischen den Augenbrauen liegenden Punkt, das Gesicht hinunter zum Gaumen, wo sie über den „Schalter" – die Zunge – schließlich zum Hals fließt, das Herz durchdringt, den Bauch mit allen Organen und schließlich in das sexuelle Zentrum zurückkehrt.

Wieder atmen Sie ein, pressen die Muskeln des Dammes und des Anus zusammen und lassen die Energie zu einem erneuten Zyklus des *Mikrokosmischen Orbits* durchstarten. Das erste Mal können Sie diese Übung so oft durchführen, wie Sie mögen und können, doch mit zunehmender praktischer Erfahrung werden Sie ungefähr 36 Zyklen schaffen.

Am Ende des abschließenden Zyklus sammeln Sie die Energie wieder in ihrem Sexualzentrum und „verpacken" diese. Dafür legen Sie die Hände auf den Bauch (auf das Sexualzentrum – die rechte Hand liegt auf dem Bauch, die linke über der rechten Hand) und vollführen Sie so 36 Kreisbewegungen im Uhrzeigersinn und 36 Bewegungen entgegen dem Uhrzeigersinn. Danach entspannen Sie sich und senden in Gedanken ein Lächeln und ein Dankeschön in Ihr sexuelles Zentrum.

Zu Zeiten der alten Taoisten galt es als höchste Errungenschaft, den *Mikroskopischen Orbit* zu steuern. Die alten Meister bestätigten, dass jener, der dieses „kleine Universum" beherrscht, sich tatsächlich von Krankheiten befreien und zum eigenen Steuermann seines Lebens werden kann.

In der Regel vollziehen sich die Techniken des *Mikroskopischen Orbits* in drei Phasen:

Erste Phase: Die Öffnung und Stabilisierung des *Mikrokosmischen Orbits*. In dieser ersten Phase werden Sie noch Blockaden des Energieflusses spüren, vor allem, wenn die Energie durch die Wirbelsäule nach oben steigt. Vielleicht wird es Ihnen anfangs noch schwer fallen, den Atemrhythmus mit den gleichzeitigen Kontraktionen der Dammmuskeln und dem Ansteigen der Energie zum Kopf zu synchronisieren. Wahrscheinlich wird es sich wie „energetische Bremsen" während des Durchfließens im funktionalen Kanal anfühlen. Das Wichtigste hierbei ist, sich vollkommen auf die Bewegung der Energie zu konzentrieren. *Die Energie wird sich dort konzentrieren und anreichern, worauf Sie Ihre Aufmerksamkeit richten, denn die Energie wird sich den Gedanken unterordnen.*

Zweite Phase: Fixierung und Abdichtung. Die Energie durchfließt den *Mikroskopischen Orbit* in einem ununterbrochenen Strom, ohne auf ihrem Wege auf Widerstände und Blockaden zu stoßen. Die stabile Verbindung des steuernden und funktionalen Kanals dienen zum „Einschluss" der Lebensenergie im Körper, damit sie in diesem zirkulieren kann und alles belebt und heilt, was belebt und geheilt werden kann.

Die dritte Phase: die Autonomie: Der *Mikroskopische Orbit* wird zu einem eigenständigen energetischen Kanal. Auch wenn Sie diese praktische Übung nicht durchführen, wird der Strom hoch qualitativer Energie selbstständig in Ihnen fließen. Die allgemeine Energetik Ihres Körpers wird sich entwickeln und vervollkommnen, und das gewissermaßen von ganz alleine – aus Ihrem Inneren. Gleichzeitig fließt Energie aus dem Umfeld in Ihr System.

Das Resultat der dritten Phase ist ein autonomer Prozess, der die Heilung und Verjüngung des Körpers in Gang setzt. Es wird dabei so viel Lebensenergie angehäuft, dass diese die Funktion des physischen Körpers unter Kontrolle bringt und die biologische Uhr anhält.

Je vollkommener Ihre Energie wird, umso vollkommenere Lebensereignisse wird sie für Sie hervorbringen. Durch die Rückmeldungen meiner Klientinnen und meiner eigenen Erfahrungen kann ich behaupten, dass dies auch in den meisten Fällen eintritt…

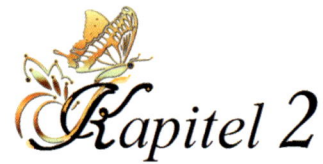

Kapitel 2

Das Geheimnis der Jade-Eier

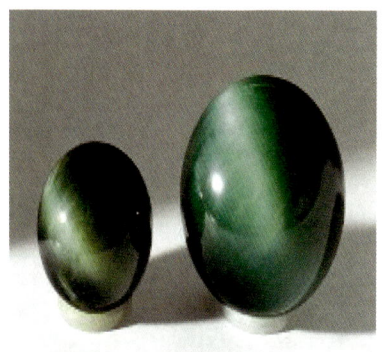

„Jedem Stein
wohnt etwas Eigenes
inne!"

P. P. Baschov

Abb. 63: Jade-Eier

Im modernen China nutzen Frauen, die bereits entbunden haben, spezielle Eier aus Stein, um die ursprüngliche Form ihres intimen Organs wiederherzustellen und auch die Dammmuskeln insgesamt zu steuern. Meist sind es zwei oder drei Eier aus Jade in unterschiedlichen Größen. Das Training sollte man mit dem größten Ei beginnen und dann nach und nach zum kleinsten übergehen (je nachdem, wie man die Größe der Vagina verkleinern kann). Vor der Übung sollten Sie die Jade-Eier auf jeden Fall desinfizieren und auf Zimmertemperatur erwärmen, z.B. mit warmem Wasser.

Zunächst einmal sollten Sie einen Test durchführen: Bringen Sie das Jade-Ei vorsichtig in die Vagina ein und laufen Sie damit herum. Ist es einfach für Sie, es in sich zu behalten? Wiederholen Sie denselben Test mit Eiern anderer Größe. Nehmen Sie sich ein Ei, für dessen Fixierung in der Vagina Sie einige Kraftanstrengungen anwenden müssen. Haben Sie ein entsprechendes Ei ausgewählt, können Sie mit den Übungen beginnen:

Übung *Ping-Pong liegend*

Legen Sie sich auf den Rücken, winkeln Sie die Beine an und fixieren Sie die Füße fest am Boden. Beim Ausatmen verkürzen Sie bitte die intimen Muskeln und versuchen gleichzeitig, das Ei bis zum Gebärmuttereingang in sich hineinzuziehen. Stellen Sie sich vor, dass Sie damit „Ping-Pong" spielen.

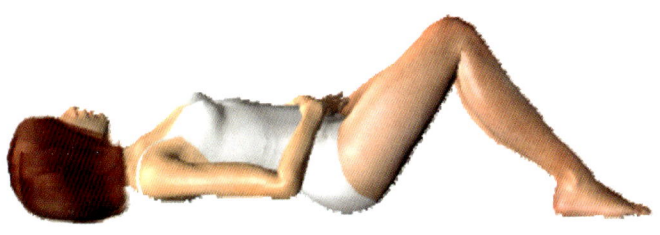

Abb. 64: Die Übung *Ping-Pong liegend* 8 bis 10 Mal wiederholen

Wenn die Muskeln sehr stark sind, kann das Ei rasch nach außen „springen". Die Konkubinen in den Harems haben sich früher auf diese Weise vergnügt und ausprobiert, wer das Ei am Weitesten ausstoßen kann.

177

Übung *Ping-Pong stehend*

Führen Sie diese Übung bitte stehend durch. Dazu stellen Sie die Füße in Schulterbreite auf, knicken die Beine in den Knien etwas ein und legen sich die Hände auf die Lende, nachdem Sie das Ei eingezogen haben. Drücken Sie es dann nach unten, jedoch nicht ganz raus. Das ist eine sehr gute Übung.

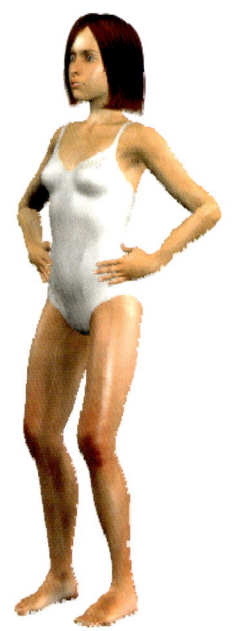

Abb. 65: Die Übung *Ping-Pong stehend* ebenfalls 8 bis 10 Mal wiederholen

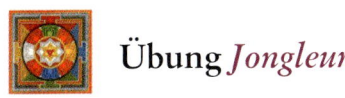 **Übung** *Jongleur*

Führen Sie sich zwei Eier in die Vagina ein. Lernen Sie, diese zu verschiedenen Seiten hin zu bewegen – voneinander weg und zueinander hin. Versuchen Sie, deren Plätze zu tauschen. Dies wird natürlich nicht sofort gelingen, aber mit der Zeit können Sie sie drehen, wie ein Jongleur im Zirkus.

Bitte beachten! **Die Übungen mit den Jade-Eiern sollten nicht länger als 15-20 Minuten dauern. Man sollte das Ei aus Stein wirklich nicht länger als diesen Zeitraum in sich behalten und auch nicht damit schlafen, dies ist strengstens untersagt!**

Der Hauptgrund besteht darin, dass das Jade-Ei vielleicht gar nicht aus Jade hergestellt wurde, sondern z.B. aus Jadeit oder aus einem anderen billigen Stein, der Jade ähnelt. Wenn man ein solches Pseudo-Jade-Ei lange in sich hat, kann dies zu Entzündungen der Schleimhaut der Vagina führen und es können sich Infektionen des Urogenitalsystems einstellen, wie z.B. Soor.

Seien Sie bitte auch skeptisch gegenüber den Zertifikaten bei den Eiern (umso mehr, wenn Sie in China hergestellt wurden). In 99% der Fälle ist dies keine echte Jade. Ein Imitat vom Original zu unterscheiden, ist jedoch schwierig, dies gelingt nur einem Spezialisten. Gehen Sie deshalb bitte kein Risiko ein.

15-20 Minuten der Beschäftigung mit diesem Ei sind aber absolut ungefährlich und auch ausreichend.

Übung *Das Ei mit dem Gewicht*

Sollten Sie schon sehr gut mit dem Ei zurechtkommen, es also leicht bewegen und wieder ausstoßen können, versuchen Sie doch einmal, ein Gewicht daran zu binden. Diese speziellen Jade-Eier für die intime Gymnastik haben meist Löcher, um einen Faden daran zu befestigen.

Man kann nun versuchen, mit einem festen Faden eine Plastik-Wasserflasche an dem Ei zu befestigen. Füllen Sie vorerst nur wenig Wasser in die Flasche und beginnen Sie mit etwa 250 ml. Versuchen Sie, dieses Gewicht nur mit Hilfe des PC-Muskels zu halten. Dabei sollten Sie versuchen, die Flasche vom Boden anzuheben und sie mehrere Male hin und her zu bewegen, damit Kniebeugen zu machen und im Zimmer umherzulaufen.

Um dieses Training noch etwas auszubauen, können Sie auch das Ei mit der Last in der Vagina nach oben ziehen. Anschließend können Sie allmählich – je nach Wunsch – das Gewicht der Last vergrößern und das Wasser bis zu einem Liter auffüllen (später auch mehr) und versuchen, diese Last zu halten. Diese Übung sollten Sie höchstens zweimal in der Woche und nicht länger als 15-20 Minuten durchführen.

Es ist überliefert, dass die taoistischen Nonnen die Übungen mit den Jade-Eiern anfangs nur zur Stärkung ihrer Gesundheit durchführten. Später bemerkten sie jedoch, dass diese Übungen der Muskelgruppe „Levator ani" (Hebemuskeln des Anus, siehe Abb. 17 und 21) noch mehr Kraft gaben, um die sexuelle Energie nach oben steigen zu lassen, wo sie sich in eine noch höhere Energie transformierte – in die geistige Energie „Shen".

Ich weiß nicht, ob sich die Frauen in den Harems über ihre geistige Unsterblichkeit Gedanken machten – da schweigt die Geschichte. Aber verschiedene Prüfungen unter den Konkubinen, um festzustellen, wer am besten für den Sex mit dem Herrscher geeignet war, wurden regelmäßig durchgeführt. Eine Übung bezog sich auf die Jade-Eier: In die Vaginas der Anwärterinnen wurde ein Jade-Ei von der Größe eines

Hühnereis eingebracht, an dessen unterer Seite ein Henkel war. An diesem Henkel waren 14 Fäden befestigt, an denen man einzeln nach und nach zog. Die Aufgabe der Haremsdame bestand darin, durch das Zusammenziehen der intimen Muskeln das Ei im Scheideneingang zu belassen. Ein gutes Resultat war, wenn fünf Fäden durchgerissen waren und das Ei sich immer noch in der Scheide befand. Eine solche Konkubine galt als würdig, Sex mit dem Herrscher zu haben. Man kann sich allerdings auch beim besten Willen nicht vorstellen, dass die Glückliche sich nach dieser kräftezehrenden Prüfung sofort mit ihm ins Bett begab…

 Übung *Die Fontäne der Liebe*

Es gibt noch ein weiteres, sehr interessantes östliches Training für die intimen Muskeln, das man im Wasser durchführt, wie in der Badewanne oder in einem Whirlpool. In der mit sauberem Wasser gefüllten Wanne sitzend, sollten Sie beim Einatmen das Wasser in Ihre Vagina einziehen, dann den Eingang zur Vagina zusammenpressen und sich etwas mit dem Becken aus dem Wasser erheben. Beim Ausatmen sollten Sie das Wasser heftig aus sich herausdrücken: *Die Fontäne der Liebe!*

Wenn Sie gut trainiert haben, können Sie damit ihren Geliebten in Erstaunen versetzen – ihm wird das gefallen…

Übungen mit *Spielzeugen*

Schon vor Jahrtausenden verwendeten die Frauen im Alten China spezielle Vorrichtungen für das Training ihrer intimen Muskeln: Penis-Simulatoren und andere geformte Gegenstände, die bis zu uns überliefert wurden.

Sie können Ihre intimen Muskeln ebenfalls mit modernen Penisnachbildungen, wie z.B. Vibratoren oder Liebeskugeln, trainieren und weiter vervollkommnen. Übungen mit diesen „Spielzeugen" haben ihre Vorzüge. Sie erhöhen nicht nur intensiv ihre sexuelle Energie, stärken ihre weibliche Gesundheit und trainieren die Beckenbodenmuskulatur, sie können dabei auch unter fast realen Bedingungen Ihre sexuelle Meisterschaft steigern.

Als Ergebnis dieses Trainings können Sie während des Sexualaktes mit einem Mann ihre intimen Muskeln „zur Arbeit" anregen und mit diesen verschiedene „Tricks" durchführen – ohne bewusste Steuerung, völlig automatisch. Dabei können Sie Ihrem Liebsten und sich ein wunderbares Vergnügen bescheren.

Was meinen Sie, möchte der Mann danach noch eine andere Frau? Richtig geraten, er wird NUR SIE WOLLEN. Deshalb, liebe Frauen, trainieren Sie!

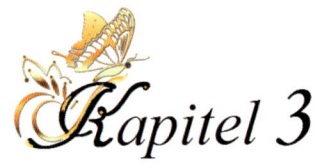

Kapitel 3

Die Weißen Tigerinnen

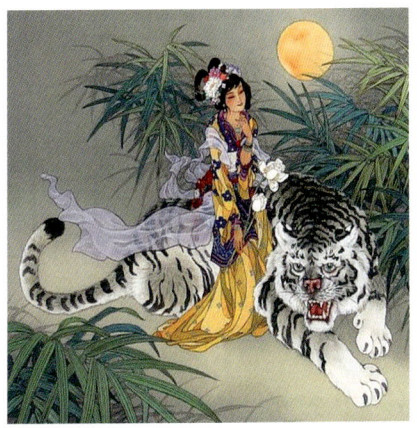

*„Die Weißen Tigerinnen
sind Anhängerinnen des Taoismus,
die für sich herausfanden,
wie sie eine der mächtigsten Energien für sich erwecken können,
um diese dann zum Erreichen
der Gesundheit zu nutzen,
der Jungendlichkeit,
des langen Lebens und
der Unsterblichkeit des Geistes."*

Si Laj, „Die Lehre der
Weißen Tigerin"

Abb. 66: Weiße Tigerin

Als „Weiße Tigerinnen" – 白虎妞 – wurden im Alten China die Frauen bezeichnet, welche eine spezielle Schulung der geistigen und sexuellen Praktiken durchliefen, um die Schönheit und Jugendlichkeit des Körpers wiederherzustellen. Die geheimen Praktiken der Verjüngung nannten sie auch *Übungen für die Schönheit.*

Es wurde überliefert, dass die ersten Vertreterinnen der *Weißen Tigerinnen* Anhängerinnen des Taoismus waren. Zuerst waren das vor allem taoistische Nonnen, Frauen und Konkubinen der Taoisten. Man muss dazu sagen, dass nicht alle Frauen des Alten China, die den Taoismus verkündeten und praktizierten, Nonnen waren. Es gab unter ihnen auch solche, die sich nicht in den Klöstern versteckten. Sie lebten ein weltliches Leben und hielten sich dabei an ihre Lehre. Solche Frauen gehörten dann auch zu den *Weißen Tigerinnen.* Doch auch professionelle Kurtisanen konnten sich auf den Pfad der *Weißen Tigerinnen* begeben. Gerade die alten chinesischen Kurtisanen waren Vorgängerinnen der japanischen Geishas. Faktisch kopierten die Geishas die Lebensweise und das „Business" dieser Frauen. Wie schon seinerzeit die Geishas in Japan, nahmen die Kurtisanen im Alten China eine der geachtetsten und hervorstechendsten Positionen für Frauen in der Gesellschaft ein. Im Unterschied zu den Frauen und den Kurtisanen in den Harems, waren es jedoch freie Frauen und entschieden selbst, mit welchem Mann sie zusammen sein wollten. Hinzu kommt, dass es sich bei diesen Kurtisanen in der Regel um sehr reiche Frauen handelte. Ihre Dienste waren so teuer, dass sich nur ein wirklich reicher Mann eine solche Kurtisane leisten konnte. Diese Frauen beherrschten die Kunst der „sanften Machtausübung" in Vollkommenheit (die Kunst, dem Mann den höchsten sexuellen Genuss zu verschaffen), sie spielten auch sehr gut auf verschiedenen Musikinstrumenten, sangen wunderbar, tanzten und kannten sich mit Literatur und Lyrik aus, waren Malerinnen, beherrschten die gesellschaftliche Etikette und bewegten sich sicher auf politischem Parkett. Nicht selten wurden die Kurtisanen zu Vertrauten und Ratgeberinnen der hochgestellten und einflussreichsten Beamten des Staats. Dies war für einen solchen Mann dann eine große Ehre und galt als besonders chic.

Für Frauen, die den Weg der *Weißen Tigerin* beschritten, war die sexuelle Energie eine Art Kult. Die Praktiken, diese Energie anzuhäufen und zu vervollkommnen, wurde zu ihrer Lebensaufgabe. Sie scheuten weder Kraft noch Zeit bei der Aneignung spezieller sexueller Techniken zur Verjüngung des Körpers.

Die Ausbildung durchliefen die *Weißen Tigerinnen* in kleinen Geheimsekten in speziellen Schulen. Diese Schulen waren so geheim, dass sich sogar die Schülerinnen untereinander manchmal nicht kannten und auch nicht miteinander kommunizierten. Ein Tabu in diesen Sekten war jedoch, Frauen aufzunehmen, die kleine Kinder hatten. Im Alten China hatte die Kinderbetreuung absoluten Vorrang. Es galt als völlig unzulässig, die Aufmerksamkeit und die Sorge um die Kinder zurückzustellen, nur damit die Mutter einen schönen Körper bekommen würde. Darüber hinaus muss man zugeben, dass es nicht jeder Frau gegeben war, eine echte *Weiße Tigerin* zu werden, denn u.a. brauchten sie mindestens neun Jahre für das Aneignen spezieller Praktiken (physischer, energetischer, geistiger, psychologischer Praktiken und die das Verhalten und den Umgang betreffend). Dies erforderte einen bedeutenden Aufwand an Zeit und eine absolute Hingabe. Unter der Anleitung der Lehrerin widmete sich die Schülerin die ersten drei Jahre der Reinigung ihres *Ying* und stellte, wenn dies notwendig war, die Gesundheit und die Schönheit des Körpers wieder her. Weitere drei Jahre häufte sie Lebensenergie an und verbrachte nochmal drei Jahre zur Reinigung des Geistes und des Bewusstseins. Genau wie die Taoisten strebten die *Weißen Tigerinnen* zu geistiger Unsterblichkeit und lenkten besondere Aufmerksamkeit auf die geistigen Übungen.

Wissen Sie, warum sich diese Frauen als *Weiße Tigerinnen* bezeichneten? Sie hatten eine Art Markenzeichen – einen rasierten Venushügel. Die Verbindung der langen schwarzen Haare auf dem Haupt und der blanke Venushügel erinnerten an die Zeichnung eines Tigers. In der Natur ist ein weißer, bengalischer Tiger etwas Einzigartiges, was auch für die *Weißen Tigerinnen* galt. Wie sonderbar dies auch anmuten mag, aber ungeachtet ihrer geistigen Größe konnten die *Weißen Tigerinnen* recht freizügig Kontakte zu Männern eingehen. So hatte eine *Weiße Tigerin* traditionell ihren ständigen (Haupt)- Mann, den *Jade-Drachen*, mit dem sie sich gemeinsam in den sexuellen und geistigen Übungen vervollkommnete, und sie durften sogar zusammen leben. Aber außer diesem *Hauptdrachen* verfügten die *Weißen Tigerinnen* auch noch über zeitlich begrenzte sexuelle Partner – sogenannte *Grüne Drachen*, die sie nur zu dem einen Ziel benutzten, nämlich deren sexuelle Energie abzuzapfen und sich das Sperma einzuverleiben (um sich selbst zu verjüngen).

Im Gegensatz zu dem *Grünen Drachen*, war der *Jade-Drachen* (meist waren dies Taoisten) in das Geheimnis der sexuellen Energie eingeweiht, daher verausgabte dieser sein Sperma nicht einfach so, sondern bemühte sich, die Ejakulation während des sexuellen Aktes zurückzuhalten – auch die Tigerin selbst hütete dies. Die *Grünen Drachen* waren für die Tigerinnen im Prinzip die Geber der sexuellen Energie, doch nach maximal neun Kontakten ließen sie die *Grünen Drachen* ziehen, denn sie waren humane Frauen – bis zum Schluss wollten sie ihre Männer nicht „entleeren". Auf den ersten Blick mag das Verhalten der *Weißen Tigerinnen* recht amoralisch wirken. Wenn man deren Ideen jedoch genauer verfolgt, wird verständlich, dass sie danach strebten, Frauen von alten Verhaltensmustern zu befreien. Weiterhin hatten sie das Ziel, auf die starke Kraft der sexuellen Energie aufmerksam zu machen.

Interessant ist, wie sich die *Weißen Tigerinnen* der Liebe gegenüber verhielten. Sie gingen davon aus, dass die Mehrzahl der damaligen Menschen mit Problemen in der Liebe und beim Sex konfrontiert waren, da sie falschen Idealen anhingen, die in deren Köpfen existierten. Eine ideale Liebe oder ein Leben ohne Probleme ist natürlich wünschenswert, aber für niemanden realisierbar. Einige Menschen sind lediglich in das Märchen von der idealen Liebe verliebt, doch in Wirklichkeit haben sie Probleme, wirklich zu lieben. Sich an falschen Schablonen, Mustern und Vorstellungen orientierend (gesellschaftlich und kulturell), suchen manche Menschen wie Blinde verzweifelt ihren idealen Partner, werden jedoch immer wieder in der Liebe und beim Sex enttäuscht.

Die Erkenntnis der eigenen Individualität, die Annahme der Individualität des Partners, Kompromisse und ständige Vervollkommnung – das sind die göttlichen Säulen, auf denen die „idealen" Beziehungen gebaut sind.

Sex war für die *Weißen Tigerinnen* so etwas wie eine Medizin, die, falsch angewendet, den Körper auszehren und zerstören konnte, doch die richtige Anwendung stellte dagegen die Schönheit wieder her, bewahrte die Jugendlichkeit und verlängerte das Leben.

Die *Weißen Tigerinnen* lehnten häufige sexuelle Kontakte ab, kompensierten diese jedoch durch intensivere Orgasmen. Ihre Sextechniken führten dazu, dass sexuelle Energie nicht verausgabt wurde, sondern vermehrt und optimiert.

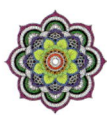 ## Die wertvolle Jade des Drachens

Die *Weißen Tigerinnen* ließen keine Möglichkeit verstreichen, die wertvollen Eigenschaften des männlichen Samens zu nutzen, um den eigenen Körper zu verjüngen. Sie wussten, dass Sperma (die *Jade des Drachens*) wertvolle, wichtige nährende Stoffe für die Haut enthält. Sie wussten auch, dass an der Luft die *Jade des Drachens* sehr schnell ihre nützlichen Eigenschaften verliert (die Samenzellen des Spermas sterben an der Luft recht schnell ab). Daher rieben sich die Frauen möglichst umgehend mit dem *Jade-Elixier* ein, nachdem es der Mann ausgestoßen hatte. Sie rieben damit ihr Gesicht ein, ließen es dort 2-3 Minuten einwirken und wuschen es danach ab. Diese Zeit genügte der Haut, um die unschätzbaren, verjüngenden Substanzen der Samenflüssigkeit aufzunehmen.

Wenn Sie möchten, können Sie diese Methode natürlich ebenso zur Verjüngung einsetzen…

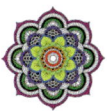 ## Der orgastische Orbit

Entsprechend der sexuellen Lehre ist die Energie des Orgasmus unheimlich wertvoll. Und wenn man weiß, wie man dessen Kraft richtig einsetzt, kann man den Körper gesunden lassen und verjüngen. Die Taoisten glaubten, dass wenn man die Orgasmus-Energie nicht hochfließen ließe, sie den Körper verlassen, ihre heilende Kraft ins Leere gehen würde und nicht wieder zu erlangen sei. Dabei gingen dann Teile der Gesundheit und der Jugendlichkeit des Körpers verloren.

Die *Weißen Tigerinnen* wussten jedoch sehr gut über die heilende Kraft des Orgasmus Bescheid. Sie haben zielgerichtet und regelmäßig diese wundertätige Kraft genutzt, um die Gesundheit zu stärken, den Körper zu verjüngen, die Gehirntätigkeit zu stimulieren und die Intuition anzukurbeln. In diesem Sinne hielten sie den Orgasmus für die beste Medizin, die Krankheiten heilt, für die beste Kosmetik, für die beste psychologische Hilfe und für das beste Instrument, um das Bewusstsein zu erweitern.

Um die heilenden Eigenschaften des Orgasmus bestmöglich zu nutzen, führten die *Weißen Tigerinnen* eine spezielle taoistische Praxis durch – sie ließen die orgastische Energie durch den *Mikrokosmischen Orbit* des gesamten Körpers fließen.

Um zu verhindern, dass die Energie des Orgasmus aus dem Körper herausströmt, taten sie kurz vor dem Orgasmus oder währenddessen Folgendes:

Sie pressten die Zungenspitze an den Gaumen und atmeten tief durch die Nase ein. Gleichzeitig pressten sie die Hände fest zur Faust zusammen und rollten die Zehen ein, als ob sie damit etwas greifen wollten. Gleichzeitig zogen sie intensiv die Dammmuskeln zusammen und ließen die Energie des Orgasmus durch die Wirbelsäule nach oben steigen, dann durch die Medulla in den Kopf hinein bis zur Hypophyse. Nachdem die Energie in den Kopf floss, begann die Tigerin mit Hilfe der Zunge Speichel zu erzeugen und mischte diese mit ihren Gedanken an die Energie des Orgasmus. Dann drückte sie die Zunge wieder an den Gaumen und schluckte den Speichel hinunter. Bei vollster Konzentration auf das Sexualzentrum ließ sie die Energie des Orgasmus durch den vorderen Teil des Körpers und alle Hauptorgane fließen, bis hin zu den Geschlechtsorganen. Im Anschluss konnte sie die auf diese Art verstärkten Wellen des Vergnügens genießen...

Das Hormon *Oxytocin*, welches während des Orgasmus in großen Mengen ausgestoßen wird, stimuliert das Ausscheiden einer großen Menge an Endorphinen, Serotonin und Dopamin ins Blut. Und wie Sie bereits wissen, sind all dies unsere Glückshormone.

Die Technik *Der orgastische Orbit* verstärkt den Orgasmus, erhöht und verlängert das Vergnügen, bewahrt diese wichtige Energie im Körper und lenkt diese auf die Regeneration und Wiederherstellung der Zellen, was zur Verjüngung führt.

Es gibt aber noch eine weitere wichtige Information zu dieser Technik: Sobald die Energie im Körper nach unten fließt, ist es sehr hilfreich, wenn Sie sich die Brust massieren – dies wird den Effekt um ein Vielfaches verstärken.

An dieser Stelle möchte ich gerne erwähnen, dass zu den notwendigen täglichen Übungen der *Weißen Tigerinnen* – außer der intimen Gymnastik – spezielle Übungen gehörten, die dazu beitrugen, die Haltung zu korrigieren, die Rückenmuskeln zu stärken, den Beckenboden sowie spezielle Atemübungen (siehe Teil II des Buches) und die tägliche Brustmassage.

Glücklicherweise sind die Methoden dieser bemerkenswerten Massage bis zum heutigen Tag überliefert. Es ist mir ein Vergnügen, diese an Sie weiterzugeben. Ich werde sie genau so beschreiben, wie es mir ein Meister in China beigebracht hat.

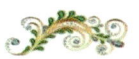

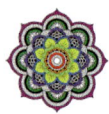 # Massage *Exquisite Brust*

Es handelt sich um eine wunderbare, verjüngende Massage und ist eines der ältesten Geheimnisse der Frauen des Ostens, wenn man sie täglich anwendet. Die Massage verbessert den Zustand der Brust (verjüngt diese, verbessert die Form der Brust, formt die Brustwarzen schöner). Sie wirkt sich außerdem sehr günstig auf die Funktionsweise der Eierstöcke aus und auf das gesamte Geschlechtssystem der Frau. Es vergrößert zudem die sexuelle Energie und stimuliert das Ausscheiden von weiblichen Pheromonen durch den Organismus. Pheromone sind bestimmte Botenstoffe, die der Übertragung von Informationen zwischen Menschen (und auch Tieren) untereinander dienen. Sie erhöhen den Sexappeal und die Anziehungskraft auf das andere Geschlecht.

Die Brustmassage trägt dazu bei, den Menstruationszyklus zu normalisieren, damit sich die Monatsblutungen regelmäßig einstellen und weniger schmerzhaft ablaufen. Der Hals wird jünger wirken und die Haare werden kräftiger und schöner.

Während der Massage sollten Sie bequeme Kleidung tragen, d.h. die Brust nicht durch einen Büstenhalter oder ein Korsett einengen. Ziehen Sie bitte auch die Schuhe aus.

1. **Das Rütteln**: Machen Sie relativ *leichte* Sprünge, sodass der Körper sanft 2-3 Minuten durchgeschüttelt wird (vor allem die Brust). Dann schütteln Sie die Schultern – das sollte ungefähr so aussehen wie bei den Zigeunerinnen, wenn diese tanzen. D.h. Sie schütteln Ihre Brüste und beugen sich gleichzeitig nach vorne und nach unten, dann wieder nach oben und nach hinten. Beugen Sie dabei auch den Rücken nach hinten.
Springen Sie herum, tanzen Sie auf diese Weise 5-6 Minuten.

2. **Die Verbindung zwischen Hypophyse und Milchdrüsen**:
Halten Sie nun inne. Schließen Sie die Augen und entspannen Sie sich. Stellen Sie sich vor, wie aus dem Bereich der Hypophyse (endokrine Drüse im Gehirn) in die Milchdrüsen Ihrer Brüs-

te zwei mächtige Strahlen goldenen Lichts gelenkt werden. Spüren und visualisieren Sie dabei, wie Ihre beiden Brüste mit goldenem Licht erfüllt werden. Sie spüren jetzt eine echte Liebe zu Ihren Milchdrüsen.

Lächeln Sie dabei das *Lächeln der Mona Lisa...*

3. **Streicheln:** Befreien Sie Ihre Brust von der Kleidung. Spreizen Sie die Finger und streicheln Sie mit leichten, sanften, kreisförmigen Bewegungen über die Brust, wobei Sie die Milchdrüsen 9-18 Mal stimulieren. Sie fangen dabei bei den Schultern an und streicheln oberhalb der Brustwarzen über die Brust bis zum Zentrum des Sonnengeflechts (Übergang von der Brust zur Magengrube) und unterhalb der Brustwarzen wieder zurück zu den Schultern. Streicheln Sie „breitflächig" und berühren Sie dabei immer wieder die Brustwarzen.

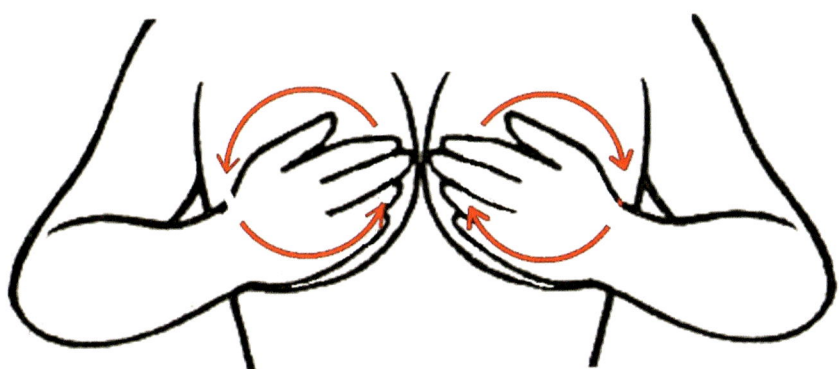

Abb. 67: Streicheln der Brust

4. **Stimulieren und mit Lebensenergie füllen:** Ohne großen Druck auszuüben, pressen Sie die Handflächen an die Brust und zwar so, dass sich im Zentrum der Handfläche (*Energiezentrum des Lebens*) die Brustwarze befindet. Führen Sie mit an die Brust gepressten Handflächen ungefähr 90 Kreisbewegungen jeweils von den Schultern in Richtung Sonnengeflecht aus, wobei sich Ihre gesamte Brust unter Ihren fest aufgelegten Händen bewegt.
Anschließend machen Sie 90 solcher Bewegungen in umgekehrter Richtung – vom Sonnengeflecht bis zu den Schultern.

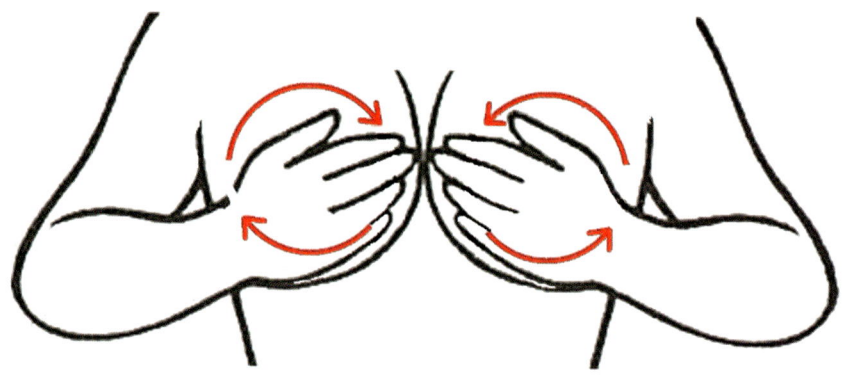

Abb. 68: Stimulieren der Brust

5. **Die Stimulation der Brustwarze:** Diese führt zu einer gleichzeitigen Stimulation der Gebärmutter und des gesamten Sexualbereichs sowie des endokrinen Systems. Ergreifen Sie die Brustwarze vorsichtig zwischen dem Zeige- und Mittelfinger. Dann machen Sie vorsichtig 18-36 Kreisbewegungen – jeweils in Richtung Mitte des Körpers und weitere 18-36 Bewegungen in umgekehrter Richtung.

6. Wiederholen Sie die Übung von Nr. 3 „**Streicheln**".

7. **Dankbarkeit:** Danken Sie sich selbst für die Massage. Fühlen Sie, wie dankbar Ihnen Ihre Brust und der ganze Körper für Ihre Fürsorge um ihn sind. Genießen Sie das Gefühl, von Glück und Liebe ihnen selbst gegenüber erfüllt zu sein – von den Fingerspitzen angefangen bis hin zum Kopf und den Haarspitzen.

Bitte beachten! *Während der Massage sollten Sie vermeiden, zu stark auf die Brust zu drücken sowie die Haut der Brust nicht zu sehr zu dehnen.*

Die Handbewegungen sollten bei den Übungen sehr sanft und vorsichtig sein. Die Massage sollte Ihnen Vergnügen bereiten und keinesfalls Schmerz zufügen.

Es ist wünschenswert, die Massage *Exquisite Brust* jeden Tag durchzuführen – im Idealfall zweimal täglich (morgens und abends). Dies wird mit entsprechender Erfahrung nicht mehr als 10 Minuten in Anspruch nehmen. Sie werden schon bald einen verjüngenden, heilenden und einfach umwerfenden Effekt erleben! Die regelmäßige Anwendung dieser Massage hilft Ihnen, Stauungen in der Brust aufzulösen, was ja einer der Hauptgründe für die Entstehung von Krebs in der Milchdrüse sein soll. Die Brust wird elastischer, größer und der Bereich um die Warzen tritt deutlicher hervor, hebt sich heraus und wirkt einfach schöner.

Die Brustmassage wirkt sich positiv auf die Prozesse des Stoffwechsels und die Synthese und Regeneration im Organismus aus. Sie erhöht die Immunität insgesamt, wirkt sich günstig auf die Drainagesysteme der Haut aus sowie auf das unter der Haut gelegene Gewebe der Brust. Die Massage „*Exquisite Brust*" erhöht und aktiviert die Zahl der Rezeptoren für Östrogen in den Milchdrüsen, was u.a. dazu beiträgt, die Brust „üppiger" werden zu lassen sowie sie elastischer, jünger und schöner zu machen.

Weiterhin kommt es während der Brustmassage zu einem aktiven Ausstoß des Hormons *Oxytocin*, welches der Frau ein Gefühl der Beruhigung verleiht, denn es ist das Hormon der Liebe, der Freundschaft, des Glücks und des Vertrauens. Während der Geburt und während die Mutter sich um das Kind kümmert, trägt das Oxytocin dazu bei, dass sich der Mutterinstinkt bei einer Frau entwickeln kann. Die Brustdrüsen sind außerdem mit dem Geschlechtssystem verbunden. Wenn das Kind Muttermilch einsaugt, wird bei der Mutter automatisch die Gebärmutter in Kontraktionen versetzt (stimuliert). Dies dient der raschen Rückbildung der Gebärmutter nach der Geburt, sodass sie wieder normale Maße und den normalen Zustand einnimmt. Bei diesem Prozess spielt das Oxytocin auch eine sehr wichtige Rolle. Immer, wenn Sie sich die Brüste massieren, werden Sie die angenehmen Folgen der Oxytocin-Ausschüttung spüren, was eine Verjüngung zur Folge hat.

Sollten Sie an Brustkrebs erkrankt sein, stellen Sie sich vor, dass Ihre Brust bereits gesund ist. Sie können hierbei visualisieren, dass das Gewebe ihrer Brust vor Gesundheit nur so strotzt – ich persönlich habe auf diese Weise diese Erkrankung überwunden…
Ich wünsche auch Ihnen eine gesunde Brust, gute Gesundheit und einen Überfluss an sexueller Energie.

Wenn es Sie interessiert, noch mehr über die Praktiken und Methoden der *Weißen Tigerinnen* zu erfahren, kann ich Ihnen das folgende, sehr interessante Buch empfehlen: „Die sexuellen Geheimnisse der Weißen Tigerin" von Hsi Lai. In China hat man mir viel von den *Weißen Tigerinnen* berichtet, was in diesem Buch nochmals besonders interessant zusammengestellt ist und erzählt wird.

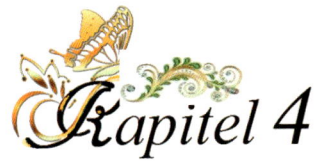

Der persönliche Stern

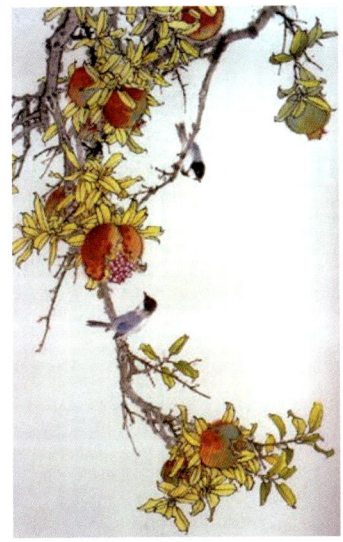

*Indem die Frau sich
in der Liebe vervollkommnet,
erlangt sie Macht über den Mann.
Durch schöpferische Liebe
wird die Frau
reich und glücklich.*

Abb. 69: Altchinesische Malerei

Die sexuelle Energie ist eine der wenigen Energieformen, die man unendlich vermehren und vervollkommnen kann. Wie Sie bereits wissen, ist die intime Gymnastik das Beste und seit Jahrhunderten erprobte Instrument für die Entwicklung der sexuellen Energie. Diese Energie erweckt bei einer Frau ihre höchste schöpferische Ressource – die weibliche Kraft. Eine der besonderen Funktionen dieser Kraft ist, erwünschte Lebensereignisse anzuziehen und diese zu materialisieren. Je höher die Stufe der sexuellen Energie bei einer Frau ist, umso höher ist das Potential ihrer Schöpferkraft.

Von der Stufe der Entwicklung ihrer sexuellen Energie hängt bei einer Frau auch die Entdeckung und Aktivität ihres persönlichen Sterns ab. Es heißt, dass jeder Mensch von Geburt an die Energie des persönlichen Sterns in sich trägt – die Energie bzw. Information der höchsten Berufung, um deren Willen wir in diese physische Welt kommen. Je höher die Stufe der sexuellen Energie bei einer Frau ist, umso heller erstrahlt ihr Stern, umso erfolgreicher wird die Frau in der Umsetzung ihrer Bestimmung bzw. Lebensaufgabe sein und umso besser, interessanter und toller gestaltet sich ihr Leben.

Es gibt sieben grundlegende Stufen der Entwicklung der sexuellen Energie bei einer Frau – die sieben Stufen der Entwicklung der weiblichen Kraft:

1. Stufe *Basis*

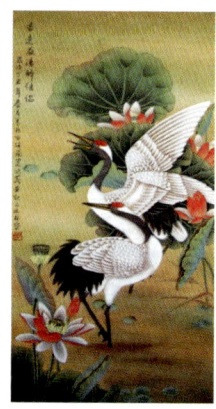

Die Hauptaufgabe der ersten Stufe ist, die eigene sexuelle Energie zu entwickeln und zu vervollkommnen – zielgerichtet und regelmäßig. Zum einen durch das Lernen, sich selbst, den eigenen Körper und Energetik zu lieben und zu achten, sich intellektuell zu entwickeln sowie zu vervollkommnen. Und zum anderen durch das Begreifen der eigenen Lebensaufgabe, um diese zielgerichtet weiter zu entwickeln. Wenn Sie regelmäßig die intime Gymnastik üben, wird sich der Erfolg in diesen Bereichen einstellen – ganz besonders in Bezug auf Liebesangelegenheiten.

Abb. 70: Chinesische Kraniche

Die erste Stufe entspricht außerdem der Basis an sexueller Energie, die jeder Frau von Natur aus gegeben ist. Sie steht für die Fähigkeit der Frau, auf das andere Geschlecht anziehend zu wirken. In der Regel genügt einer Frau schon ein gewisses Maß an sexueller Energie, um auf einen Mann anziehend zu wirken und ihm Kinder zu schenken. Auf diese Art sichert sich die Natur die Fortpflanzung der menschlichen Rasse. Je stärker die sexuelle

Basisenergie bei einer Frau jedoch ist, umso stärkere „Männchen" wird sie anziehen. Außerdem wird eine Frau mit einer starken Basisenergie die besten und vielfältigsten Möglichkeiten im Leben haben.

Es gibt jedoch Schwachstellen bei einigen Vertreterinnen der ersten Stufe der sexuellen Energie: Die „Liebe" und die Anhänglich- bzw. Abhängigkeit zu einem zu schnell ausgewählten Sexualpartner sowie die Neigung zu chaotischen sexuellen Verbindungen. All dies führt leider zu einer starken Minderung der sexuellen Energie und deren Qualität bei Frauen sowie einer negativen Prägung im Gen-Code. Hierbei geht es nicht um die Energetik oder das moralisch-ethische Verhalten einer Frau, sondern um die vielen sexuellen Beziehungen. Denn während des Geschlechtsaktes übertragen sich vielfältige genetische Programme der Männer auf das persönliche genetische Programm der Frau, wobei diese zu einer Art „genetischem Mülleimer" wird, wenn ich dies mal so ausdrücken darf. Solch eine Frau wird nicht dazu in der Lage sein, eine genetisch „reine" Nachkommenschaft hervorzubringen. Bei ihren Kindern können die genetischen Merkmale bzw. Programme **aller** Männer auftauchen, mit denen sie Geschlechtsverkehr hatte. Dazu können u.a. Erbkrankheiten, negative Charakterzüge und negative Lebensumstände gehören.

Die Integration einer genetischen Information im Gen-Code der Mutter wirkt sich also negativ auf die Gesundheit ihrer Kinder aus – in energetischer, physischer und psychischer Hinsicht. Diese Kinder können sogar ein sehr schweres Schicksal haben. *„Eltern haften für Ihre Kinder"* kommt hierbei mit allen Konsequenzen zum Tragen, denn die Mutter ist in hohem Maße für das Schicksal des Kindes verantwortlich.

Oft entzieht die Natur den Frauen, welche chaotische sexuelle Beziehungen haben, die Möglichkeit, Kinder zu bekommen (durch Krankheiten oder psychosomatische Blockaden). Es gibt jedoch Methoden, mit deren Hilfe sich Frauen von der genetischen Prägung einer sexuellen Beziehung befreien kann – was jedoch nicht so einfach ist. (Diese Methoden praktizieren wir beim Gruppen- und VIP-Seminar „Venus-Code".)

2. Stufe *Zurückhalten*

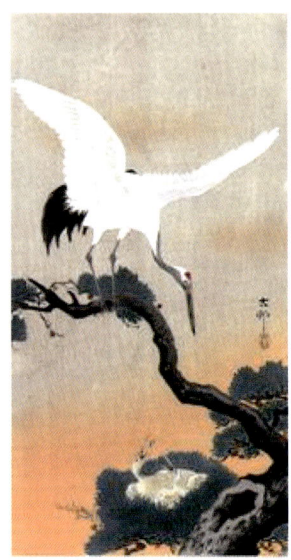

Abb. 71: Der Kranich als Symbol für langes Leben

Die sexuelle Energie dieser Stufe verhilft der Frau nicht nur dazu, einen Mann anzuziehen, sondern diesen auch an sie zu binden, um mit ihm eine Familie zu gründen. Eine solche Frau erzeugt bei Männern, außer einer sexuellen, auch eine emotionale Anziehung und das Gefühl der Liebe sowie den Wunsch, gemeinsam Zukunftspläne zu schmieden. Eine starke Energie der zweiten Stufe hilft der Frau dabei, einen würdigen Lebenspartner anzuziehen, einen Mann, der ihr dabei hilft, ein „warmes Nest" zu bauen und der sich selbst hingebungsvoll – auf der materiellen Ebene – um sie und die Kinder kümmert.

Diese Stufe entspricht der weiblichen Kraft der „Zurückhaltung", was bedeutet, dass die Frau in der Lage ist zu behalten, was sie im Leben bereits hat: den Mann, materiellen Wohlstand, Erfolg, Achtung usw. Die zweite Stufe der Offenbarung und Aktivität des persönlichen Sterns, bestimmt die Lage und die Qualität des Lebens der Frau, wie die familiäre Situation, die soziale Anerkennung und das materielle Wohlergehen. Man geht davon aus, dass dies die Ebene der „gewöhnlichen" Frauen der Mittelschicht ist.

Die starke sexuelle Energie, das Begreifen der eigenen Wünsche und die Zielstrebigkeit trägt dazu bei, nicht nur das zu behalten, was man schon im Leben an Annehmlichkeiten besitzt, sondern führt auch dazu, neuen glücklichen Ereignissen offen gegenüber zu stehen und diese mit der eigenen starken Energie anzuziehen.

Die Hauptgefahr auf dieser Ebene ist, in den Alltagsproblemen stecken zu bleiben und sich nicht selbst zu verwirklichen, d.h. das zu tun, was einem wirklich Spaß macht.

Die Hauptaufgabe dieser Ebene ist es, zu lernen, die eigene sexuelle Energie zu bewahren und anzuhäufen (die eigene weibliche Kraft zielstrebig zu entwickeln und zu entfalten), die eigene Lieblingsbeschäftigung zu finden (sich selbst zu verwirklichen) und sich am Leben zu erfreuen. Und natürlich zu lernen, dem Leben dankbar zu sein für all das, was man bereits hat.

Denken Sie bitte daran, dass es jeden Tag viel mehr Gründe gibt, dem Leben zu danken und sich an seinen wunderbaren Gaben zu erfreuen, als darüber zu jammern.

3. Stufe *Karriere und Business*

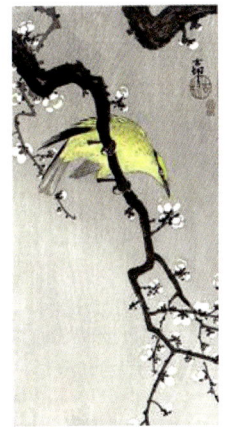

Abb. 72: Sonnenvogel

Frauen, welche über ein solches Energiepotential verfügen, sind sehr aktiv im Leben und verspüren einen starken Drang, sich selbst zu verwirklichen. Die entwickelte sexuelle Energie mit den vom Sonnengeflecht ausgehenden Schwingungen der „sozialen Tätigkeit" drängen sie dazu, sich weiterzubilden und helfen, große Erfolge bezüglich der Karriere zu erzielen sowie sich schöpferisch zu entwickeln. Häufig beschließt eine Frau mit einem solchen Energieniveau ganz plötzlich, ihre berufliche Tätigkeit zu verändern. Sie hat einen solchen Überfluss an Energie, dass sie das Gefühl hat, ihr würden Flügel wachsen und sie könne alles erreichen!

In schöpferischer und professioneller Hinsicht beginnt die Frau damit, Führungspositionen einzunehmen und ihre eigenen geschäftlichen Angelegenheiten erfolgreich zu leiten. In der Regel wird eine Frau auf dieser dritten Ebene der sexuellen Energie zu einer „Business- und Karriere-Frau". Der Schwachpunkt auf dieser Ebene ist das Risiko, von der weiblichen Energie zur männlichen Energie abzugleiten.

In diesem Falle wird die Frau mit Problemen im persönlichen und familiären Leben konfrontiert werden. Das geschieht, weil der Mann unbewusst in ihr eine Konkurrenz sieht. Die Männer werden von da an die Frau schlecht behandeln oder sich zu einer anderen Frau hinwenden. Ein Mann braucht in erster Linie eine liebende, zärtliche und ihn verstehende Frau, für die er am Wichtigsten ist und nicht ihre Arbeit. Eine reine „Business-Lady" interessiert sich aber erst an letzter Stelle für das Privatleben ihres Mannes. Das gilt natürlich nur für „echte" Männer und nicht für die, die auf Kosten ihrer Frauen leben.

Die Aufgabe dieser Stufe ist deshalb, Frau zu bleiben und die *Ying*-Energie mittels intimer Gymnastik und Übungen des Zusammenspiels mit den Energien der Erde und des Wassers, d.h. der weiblichen Energien der Natur, zu kultivieren. Als Frau sollte man für den Mann immer die liebende und zärtliche Frau bleiben, die gefühlvoll und sexuell anziehend ist. Dazu gehört auch ein gepflegtes Erscheinungsbild, d.h. sich hübsch zu frisieren, sich schön anzuziehen und auch einen angenehmen weiblichen Stil zu haben. Dies sollte man vor allem dann tun, wenn man seinen Partner noch liebt und diese Liebe bewahren möchte.

4. Stufe *Muse – Zentrum – Seele*

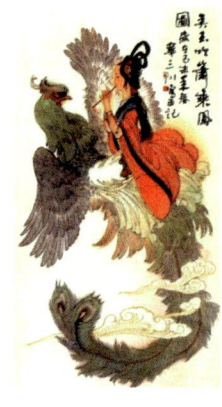

Auf dieser Stufe wird die Frau zu einer Muse für ihren Mann sowie zur Seele und dem Zentrum seines Lebens. Alles, was der Mann tut, tut er für seine Muse und wegen seiner Muse. Diese Energiestufe entspricht der weiblichen Kraft des absoluten Beherrschens der Gefühle des Mannes. Eine Muse wird nicht nur heiß geliebt, sondern lebt auch im Wohlstand. Materiell hat sie keine Defizite zu leiden. Auf dieser Stufe ist die sexuelle Energie der Frau ausreichend stark, um die in sozialer und materieller Hinsicht erfolgreichsten Männer anzulocken.

Abb. 73: Konkubine mit Fenghuang

Eine Muse liebt und verehrt ihren Mann und muss nicht vorgeben oder ihm vorspielen, dass sie seine liebende Frau ist. Die Liebe dieser Frau zu ihrem Mann ist ehrlich und wahrhaftig. Die sexuelle Energie der vierten Stufe ist mit den Schwingungen des Herzzentrums durchdrungen. Dort wohnt die Seele der Frau und auch die höchste Offenbarung der menschlichen Liebe. Die Seele einer Frau ist außerdem ein unerschöpflicher Quell der Liebe, der Mann dagegen ist eher der körperliche Kraftbrunnen. Die Frau übernimmt somit in der Regel den gebenden Teil und der Mann den empfangenden Teil, denn ohne die Liebe einer Frau kann ein Mann nicht wirklich glücklich leben.

Der Mann wiederum stärkt die Fähigkeit der Frau, zu lieben – in gefühlsmäßiger und emotionaler Hinsicht. Zuerst spielt dabei die Mutter des Mannes oder eine Frau, welche die Mutterrolle einnimmt, eine zentrale Rolle. Von ihr hängt es ab, ob der Sohn dazu in der Lage ist, prinzipiell Frauen zu vertrauen und diese zu lieben. Des Weiteren sind die Karriere und das materielle Wohl des Mannes abhängig von der Energie und der geistigen Entwicklung der Frau an seiner Seite.

Wenn eine Frau ihren Mann tatsächlich liebt und achtet, dann transformiert sich ihre Energie in die allerhöchsten Schwingungen. Gibt sie eine solch hohe Energie an den Mann weiter, wird das seine Schwingungen verstärken und auch seine Energie erhöhen. Durch ihre echte Liebe und durch ihre starke sexuelle Energie, stärkt die Frau den Mann. Die Welt spürt dies und reagiert entsprechend: Der Mann erhält in der Gesellschaft einen höheren Stellenwert und ihm ist eine wunderbare Karriere beschieden, sodass er mehr und mehr Geld verdienen wird.

Hier möchte ich gerne an den wahren Spruch *„Hinter jedem erfolgreichen Mann steht eine starke Frau"*, erinnern. Diese Aussage findet man auch in den alten Texten, worin steht: *„Die Frau erhöht den Mann."* Das wussten sowohl Helena Roerich als auch ihr Mann Nicholas Roerich, wovon seine Bilder zeugen. Betrachten Sie bitte das Bild *„Die Führende"* (dieses wurde von ihm in zwei Varianten gemalt), bei dem er wunderbar die geistige Bestimmung der Frau im Verhältnis zu ihrem Mann eingefangen hat, denn die Frau ist in energetischer Hinsicht die Führende.

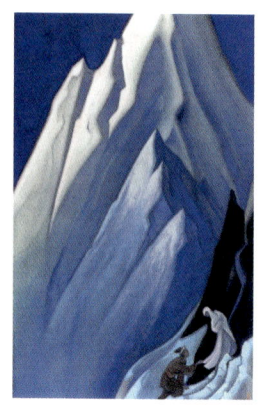

Abb. 74: „Die Führende" von Nicholas Roerich

Wenn Sie einmal das Leben genauer betrachten, dann ist es auch so, dass manche Frauen zum Erfolg ihres Mannes beitragen und andere auf diesen zerstörerisch wirken. Das, was eine Frau ihrem Mann in energetischer Hinsicht gibt, wird sich auch in seinen Lebensereignissen widerspiegeln – das ist ein Gesetz.

Wer weiß, wie sich das schöpferische Schicksal mit einer anderen Frau gestaltet hätte und das Leben von ihm dann verlaufen wäre. Männer glauben häufig, dass sie sich ihre Karriere selbst gestalten würden, genauso wie Reichtum und Ruhm, aber dies ist bei weitem nicht so. Hinter jedem Mann mit einer erfolgreichen Weltkarriere steht eine Frau – eine besonders energetisch geladene Frau. Sie ist sein bewahrender Engel. Wenn ein Mann eine solche Frau verrät oder betrügt, wird ihn auch bald der Erfolg verlassen. Und auch das ist ein Gesetz!

Als Napoleon Josephine verließ, um einen gesetzlich anerkannten Nachfolger zu haben, heiratete er die Tochter des österreichischen Kaisers. Daraufhin verließ ihn der Erfolg und er traf falsche Entscheidungen, wozu auch der Feldzug gegen Russland gehörte. Und bald darauf scheiterte er bei allen seinen Vorhaben!

Vielleicht wurde Wladimir Putin deshalb auch nach der Scheidung von seiner Frau mit ernsthaften Problemen konfrontiert. Wahrscheinlich war seine Frau auch der Schutzengel seines Erfolgs. Nicht jede Frau ist jedoch in der Lage, zum Erfolg ihres Mannes beizutragen, selbst wenn sie jung und schön sein sollte. Aber auf jeden Fall eine Frau mit der vierten Energiestufe!

Im Übrigen ist eine Frau mit solch einem Energiepotential dazu fähig, wunderbar ihre eigenen Geschäfte zu führen, wenn sie dazu den Wunsch verspürt. Eine Frau wird in diesem Fall zu einem echten Geld-Magneten und es fließt ihr in Strömen zu. Dabei muss sie sich nicht mal sehr anstrengen, sondern einfach nur ihrer Lieblingsbeschäftigung nachgehen. Und dies ist dann eine der höchsten Stufen der Entfaltung ihres persönlichen Sterns.

Die Hauptgefahr auf dieser Energiestufe ist der Stolz, wobei sie die Schwächen des Mannes zu ihrem eigenen Vorteil ausnutzen könnte. Die Aufgabe besteht nun darin, sich selbst in allen Aspekten zu vervollkommnen und zu entwickeln. Man sollte sich selbst und seinen Mann lieben, damit man gemeinsam nach oben steigen kann.

5. Stufe *Der Stern*

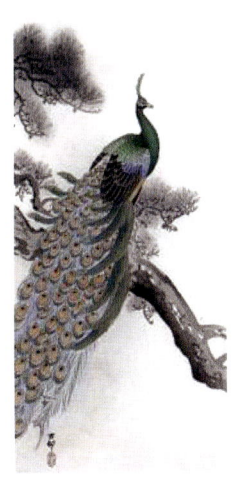

Das ist die höchste Ebene der schöpferischen Entwicklung, die Ebene bekannter Sängerinnen, Schauspielerinnen, Schriftstellerinnen und jener Frauen, die ihre Arbeit mit Schöpferkraft und Liebe ausführen. Die sexuelle Energie wird auf dieser Stufe zur höchsten Schöpferkraft umgewandelt, welche der maximalen Entfaltung der schöpferischen Talente und Fähigkeiten der Frau dient und dazu verhilft, ein angesehenes Mitglied der Gesellschaft zu werden, z.B. ein berühmter Weltstar. Ja, es ist genau die Energie dieser Stufe, die eine Frau zu einem Star oder einem Vorbild machen kann. Die Kraft der sexuellen Energie dieser Frauen (die weibliche Kraft) versetzt sie in die Lage, Emotionen und Gefühle von Millionen von Menschen zu steuern.

Abb. 75: Der Pfau als Symbol für Schönheit

Die Sexualenergie dieser Stufe ist angereichert mit Schwingungen des Energiezentrums des Halses und verleiht der Stimme der Frau besondere Schwingungen, die sog. *Magie der Stimme.* Das Timbre, der Ton und die nonverbale Einfärbung der Stimme dieser Frauen, klingen einfach wunderschön und angenehm, völlig unabhängig davon, ob sie gut singen kann oder nicht. Die von ihr ausgesprochenen Wörter und die Sprache insgesamt, verfügt über eine erstaunliche Tiefe und Wirkkraft auf andere. Die Schwingungen einer solchen Stimme stimulieren sofort das Vergnügungszentrum des Zuhörers, sobald sie sein Gehör erreichen. Solche Frauen können mit ihrer Stimme tatsächlich andere verzaubern...

Auf dieser Stufe der sexuellen Energie zeigen sich besonders deutlich die sprachlichen Fähigkeiten bzw. die Fähigkeit, Menschen durch Worte zu überzeugen. Wenn eine Frau zusätzlich geistig hoch entwickelt ist, wird sie sogar in der Lage sein, durch ihre Stimme andere Menschen zu heilen. Die sexuelle Energie dieser Stufe stattet eine Frau mit einem mächtigen Magnetismus aus, mit Sexappeal und einer deutlichen Anziehungskraft auf das andere Geschlecht. Unabhängig davon, ob diese Frau schön ist oder weit entfernt von der Vollkommenheit – sie wird den Männern sehr gefallen und sie würden alles für sie tun.

Die Gefahr auf dieser Stufe ist ein drohendes Burn-out, d.h. sich auszuzehren durch zu viel Arbeit. Hinzu kommen das Abgehobensein von der Realität und die Gefahr, sich die typischen Star-Allüren einzufangen wie Hochmut, respektloses Verhalten anderen gegenüber, skandalöses Verhalten usw., genauso wie die Angst, vom Sockel zu stürzen und die Angst vor Konkurrenz.

Auf der fünften Ebene ist die Stärke des persönlichen Sterns komplett aktiviert, sie ist eine der höchsten Ebenen der Aktivität. Sie trägt die Frau zu höchsten Gipfeln und ihre Schwingungen sind so hoch, dass selbst ein kleiner Fehler sehr fatal sein kann und der „Stern" am Erfolgshimmel verglüht. Dieser Absturz wird dann gnadenlos bitter sein... Zu den schlimmsten Verfehlungen auf dieser Ebene gehören Alkohol, Drogen und chaotische, ständig wechselnde Geschlechtsbeziehungen – dies alles mindert die sexuelle Energie und blockiert letztendlich den Erfolg. Es gibt leider sehr viele Beispiele dieser verglühten „Stars" und „Sternchen".

Die Hauptaufgabe einer Frau auf dieser Ebene ist es, im „Fluss" zu bleiben und sich ihrer Lieblingstätigkeit zu widmen, um davon Lebensfreude zu erhalten. Sie sollte sich um nichts, um rein gar nichts anderes kümmern, als die eigene Sexualenergie immer aufrecht zu erhalten. Die Energie auf dieser Stufe ist so stark, dass sie sehr leicht die Grenzen für jene auflöst, die fest an ihren erfolgreichen und glücklichen Stern glauben.

Den Stern zum Leuchten zu bringen, ist oft leichter, als ihn am Himmel zu erhalten!

Man sollte auf dieser Stufe immer daran denken, woher man kommt, wo die eigenen Wurzeln sind und sich respektvoll gegenüber seinem Umfeld verhalten. Auf dieser Ebene ist es wichtig zu begreifen, dass den Menschen die höchsten Gaben und Mächte verliehen wurden, um damit anderen Menschen zu helfen, sie zu erfreuen und sie daran teilhaben zu lassen.

Wenn sich der Mensch alleine auf der Erde befinden würde, dann hätte sein Talent keinen Sinn! Nur unter den Menschen selbst kann ein Mensch zu einem STERN werden!

6. Stufe *Die Herrscherin –*
Energie der höchsten mentalen Macht

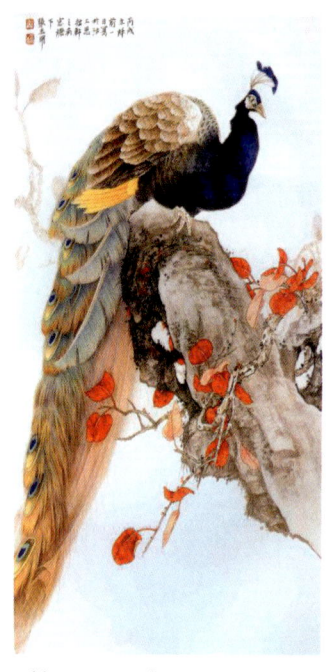

Die sexuelle Energie auf dieser Ebene wird in die Energie mentaler Macht transformiert. Frauen auf dieser Stufe haben die Fähigkeit, auf die Gehirne und das Bewusstsein von Millionen von Menschen Einfluss zu nehmen. Die Energie auf dieser Stufe ist so stark entwickelt, dass sie Frauen zu „Kaiserinnen" machen kann – zu Machthaberinnen in der Menschenwelt.

Diese Frauen sind dazu in der Lage, aus dem Unmöglichen das Mögliche zu machen. Schlimme historische Ereignisse, schwierige Zeiten und Intrigen gegen sie – dies alles kann sie nicht aufhalten, denn sie transformieren alles zu ihrem eigenen Nutzen. Von der Antike bis zum heutigen Tag gab man den Namen dieser Frauen die Zusätze „die Große", „die Erstaunliche", „die Köstliche".

Abb. 76: Der Pfau symbolisiert in der Alchemie auch die Venusphase

Eine Frau, die über die sechste Ebene der Sexualenergie verfügte, war die jüdische Kaiserin Salome Alexandra. Salome war die einzige Frau, die in Judäa jemals selbständig geherrscht hatte. Sie wird sogar in den Schriftrollen vom Toten Meer erwähnt – die einzige Frau, die darin von immerhin 18 Personen namentlich erwähnt wurde. Die Schriftrollen wurden zwischen 1947 und 1956 im Westjordanland entdeckt und von mindestens 500 verschiedenen Schreibern zwischen 250 v.Chr. und 40 n.Chr. verfasst. Darin stand, dass Salome eine Reihe wichtiger religiöser Reformen durchgesetzt hatte.

In den ehemals schweren Zeiten wählten die Männer Salome aus, um die Nation zu leiten und die Kämpfer in den Schlachten anzuführen.

Jahrhunderte später bezeichneten die Autoren des Talmuds ihre Herrschaftsjahre als das *Goldene Zeitalter*. Sie wurde sehr geachtet und war hoch angesehen, so dass viele Mütter noch Generationen nach ihr ihre Töchter Salome nannten.

Weitere Frauen, die über die sechste Ebene der Sexualenergie verfügten, waren die ägyptische Kaiserin Kleopatra, die Zarin Sawskaja – eine Hetäre (in der Gesellschaft anerkannte Prostituierte) –, dann die byzantinische Kaiserin Theodora, die in einer Familie einfacher Zirkusschausteller zur Welt kam und die Hetäre Thais von Athen. Sie war die Geliebte von Alexander dem Großen und wurde schließlich die Frau des ägyptischen Herrschers Ptolemäus I.

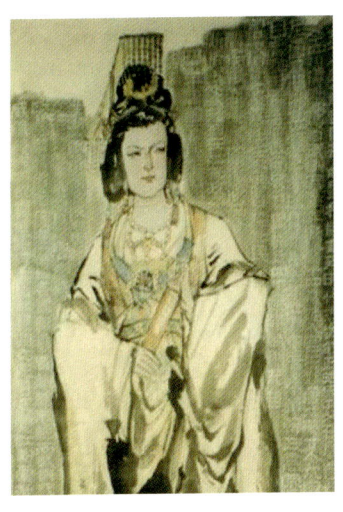

Abb. 77: Wu Zetian

Eine Frau, die ebenfalls über die sechste Ebene sexueller Energie verfügte, war die Chinesin mit Namen Wu Zetian, die erst eine buddhistische Nonne und später die Herrscherin von China war. Ihre Biographie ähnelt einem Märchen: Wu Zetian wurde in einer verarmten Familie in der Mandschurai geboren. Im Alter von 13 Jahren wurde sie zur Konkubine des chinesischen Kaisers Taizu. Da sie ihm jedoch keine Kinder gebären konnte, musste sie im Alter von etwa 20 Jahren den Palast verlassen, nachdem der Kaiser verstorben war, und eine Nonne werden. Damals war dies ein normales Vorgehen für kinderlose Konkubinen.

Doch dies galt nicht für Wu Zetian. Sie nutzte die einzigartige Möglichkeit und machte den nachfolgenden Herrscher, Gaosun (der Sohn des verstorbenen Kaisers), in sich verliebt und wurde schon bald seine Lieblingsfrau. Sie konnte eine ganze Armee von anderen tausenden Haremsdamen übertrumpfen und wurde selbst die erste Frau des Kaisers und gleichzeitig die Älteste, die die meiste Macht im Harem hatte.

207

Wu Zetian wurde die einzige Frau in der gesamten vortausendjährigen Geschichte von China, welche offiziell den Titel und die Stellung des Kaisers annahm. In anderen historischen Fällen trugen die Herrscherinnen den Titel „Verwitwete Kaiserin" und regierten nur so lange, bis ihre Söhne volljährig waren und den Thron übernehmen konnten.

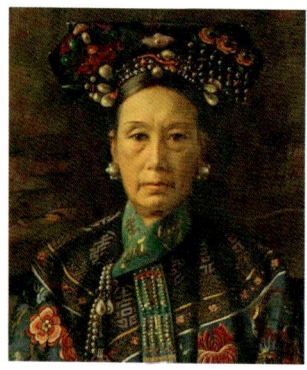

Abb. 78: Cixi

Ich möchte hier noch eine weitere bekannte Chinesin erwähnen, die Kaiserin Cixi. Ihre Geschichte ist ebenfalls interessant und auch sehr lehrreich, denn als einstige heruntergekommene Ehefrau wurde sie zur besten Konkubine und später zur Frau des Imperators. Obwohl sie zuerst vom Kaiser abgelehnt wurde (da sie ihm im Bett nicht zusagte), verlor Cixi nicht den Mut und ließ sich von den taoistischen Nonnen unterrichten, die sie in die Geheimnisse der „sanften Gewalt" über den Mann unterwiesen – natürlich durch die bewusste Steuerung der intimen Muskeln. Bei der nächsten Gelegenheit verzauberte Cixi dann den Herrscher derartig im Bett, dass er sich schon nicht mehr von ihr trennen wollte und sie etwas später sogar zu seiner Gemahlin machte. Als der Kaiser starb, wurde Cixi Mit-Regentin und zu einer der mächtigsten Frau der damaligen Zeit. Sie regierte sie fast ein halbes Jahrhundert mit eiserner Hand das riesige chinesische Imperium.

Natürlich war auch Roxelane eine Frau auf der sechsten Stufe der sexuellen Energie. Sie kam ursprünglich aus der Ukraine, hieß eigentlich Anastasia Lisovskaja, wurde 1506 geboren und starb ungefähr 1558. Sie war die einzige Frau während der fast tausendjährigen Geschichte des osmanischen Reiches, die als vormals Gefangene und einfache Konkubine im Harem des Sultans Süleyman I. des Großen zu seiner Lieblingsfrau wurde. Sie wurde von ihm vergöttert und schließlich Sultanin.

„Meine liebe Göttin, meine wunderbare Schönheit, Herrscherin meines Herzens, mein leuchtender Mond, Du Begleiterin meiner tiefsten Wünsche, meine Einzige. Du bist mir lieber als alle Schönheiten der Welt!", schrieb von einem seiner Feldzüge der Sultan an Roxelane.

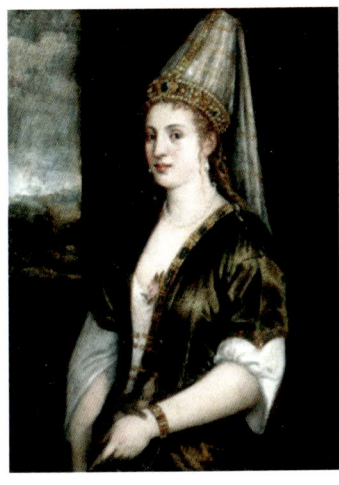

Abb. 79: Anastasia Lisovskaja (Roxelane)

Roxelane hatte die gleichen Rechte wie der Sultan selbst und war dabei sehr viel geschickter als dieser. Er bedurfte ihres Verstandes und ihrer Ratschläge nicht weniger als ihrer Umarmungen. Dank Roxelane war die Staatskasse wohlgefüllt und man liebte und achtete sie, was nicht verwundert.

Die Frauen mit der sechsten Stufe an sexueller Energie werden zu herausragenden Führerinnen und auch Politikerinnen. Sie sind dazu in der Lage, die Entwicklung der Ereignisse zu verändern, und dies nicht nur in ihrem Lande, sondern in der ganzen Welt.

Hier einige Beispiele solcher Frauen:

* **Katharina die Große**
* **Elisabeth II.**, Königin von Großbritannien
* **Indira Gandhi**, Premierministerin von Indiens von 1966 bis 1977

Diese Energiestufe ist jedoch nicht nur dazu gedacht, Herrscherinnen und Politikerinnen hervorzubringen, sondern auch Frauen, die dazu in der Lage sind, Regeln, Gewohnheiten sowie Überzeugungen von Millionen von Menschen bezüglich Mode, Wissenschaft und Kunst zu verändern.

Wenn sich solche Frauen mit Mode befassen, dann verändern sie diese grundlegend, genau wie Coco Chanel oder die Schwestern Fontane. Befassen sich Frauen auf der sechsten Energiestufe mit wissenschaftlichen Themen, wird mit Sicherheit ein weltweiter, bahnbrechender Beitrag folgen. So, wie es Sofia Kowalskaja tat oder Marie Curie und viele andere.

Und wenn eine Frau dieser Stufe ein Buch schreibt, wird dies mit großer Wahrscheinlichkeit ein Bestseller. Es wird sich um ein Buch handeln, welches das Bewusstsein und das Leben von Millionen von Menschen verändert – und zwar zum Besseren hin. Dies gilt u.a. für die Bücher von Helena Blavatsky, Helena Roerich, Elisabeth Claire Prophet, Luise Hay und Luule Viilma.

Die Gefahr der sechsten Stufe der sexuellen Energie besteht darin, sich aus einer Kaiserin in einen Kaiser zu verwandeln und von der weiblichen Energie in die männliche überzuwechseln. Darüber haben wir auf der dritten Stufe bereits gesprochen. Und wieder können Männer diese Frauen unbewusst als Konkurrenten sehen. Sie werden diese Frau vielleicht bewundern, aber wahrscheinlich nicht lieben. Deshalb besteht die Hauptaufgabe dieser Ebene darin, wirklich „Frau" zu bleiben und die Macht für das Gute zu nutzen, vor allem für sich selbst. Die Aufgabe einer solchen Frau ist es, die Welt nicht zu zerstören, sondern neu zu schaffen, sie zu festigen, genauso wie die Verbindungen zwischen Menschen und Ländern. Dabei ist es wichtig, immer aufs Neue die eigene, einzigartige weibliche Energie aufrecht zu halten.

7. Stufe *Die Energie der universalen Liebe und des Überflusses*

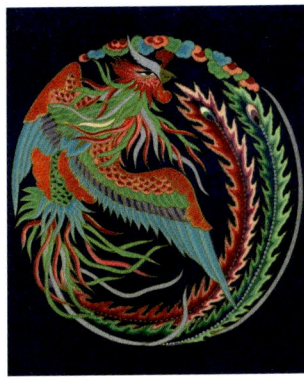

Abb. 80: Fenghuang

Auf dieser Stufe verfügt die Frau über so viel sexuelle Energie, dass sie diese frei in die höchste geistige Energie (*Shen*) transformieren kann. Diese Energie drückt sich u.a. in der Fürsorge der Frau für ihr Umfeld aus. Frauen dieser Ebene vollbringen gute Taten und werden gewissermaßen zu guten Feen für die Welt, wobei sie finanziell abgesichert sind. Ihre Tätigkeit, ihre finanziellen Möglichkeiten, ihre schöpferische Energie und ihre unendliche Liebe den Menschen gegenüber – all das macht das Leben auf der Erde um so vieles besser.

Solche Frauen realisieren sich nicht nur in ihrer Lieblingsbeschäftigung, sie sind reich und sehr glücklich im persönlichen Leben. Sie tragen viel Liebe in sich und sorgen gut für ihre Kinder, wobei sie sich gleichzeitig als Mütter aller Kinder auf dieser Welt fühlen. Ihre Liebe zu allen Menschen und der Erde hat universale Maßstäbe. Sie spenden einen erheblichen Teil ihres persönlichen Vermögens für wohltätige Zwecke und gründen Wohltätigkeitsvereine, mit denen sie Kinder auf der ganzen Welt unterstützen und ermöglichen dadurch z.B. den Bau von Kliniken für kranke Menschen in armen Ländern. Sie eröffnen Kindergärten und Schulen, werden zu Mäzenen und verteidigen die Natur, Tiere usw.

Besonders auf der siebten Ebene der weiblichen Kraft ist die sexuelle Energie so stark, dass die Frau ein Leben im Überfluss führen kann. Sie muss auf nichts verzichten und kann gleichzeitig wahrhaftig lieben, die Welt um sich herum liebevoll wahrnehmen, sowie freigiebig und gut zu allen sein.

Frauen mit einem solchen Energiepotential haben in der Regel hohe Posten. Und wenn nicht, dann auf jeden Fall eine besondere Stellung mit hohem Einfluss und großem finanziellen Spielraum, das heißt, dass das Leben ihnen alles bereitstellt, was sie benötigen, um Menschen in der Welt helfen zu können.

Sie erwarten jetzt sicher, dass ich Ihnen Mutter Theresa oder H.P. Blavatsky als Beispiele nenne. Doch das werde ich nicht tun. Mutter Theresa und Helena Blavatsky stehen nämlich schon **über** der siebten Ebene. Sie gehören zum Typus Frau, die man als „heilig" bezeichnet. Das sind Frauen, die ihr persönliches Leben opfern, denn sie bedürfen keiner materiellen Wohltaten. Sie leben ausschließlich um der anderen Menschen willen. Und nur darin erblicken sie ihre Vorherbestimmung, ihr Glück und ihre Freude.

Auf der siebten Ebene der sexuellen Energie handelt es sich jedoch längst nicht um heilige Frauen. Das ist die Ebene einer „irdischen" Frau, die sich ihrer Lieblingsbeschäftigung hingibt (ihr schöpferisches Potential realisiert und auch ihre Talente). Sie ist im persönlichen Leben glücklich und wird nicht auf materiellen Wohlstand verzichten. Anders gesagt: Eine solche Frau ist dazu in der Lage, das Leben in all seinen Aspekten zu genießen. Und gleichzeitig lässt sie die Welt an ihrem inneren und äußeren Reichtum teilhaben, ohne sich total aufzuopfern.

Ich selbst habe überlegt, wer von den modernen Frauen der heutigen Zeit am besten dieser „Rolle" entspricht und war auf der Suche nach einer erfolgreichen und reichen Frau, die ein glückliches und tolles Leben führt und sich ihrer Lieblingsbeschäftigung hingibt, sowie wohltätig ist.
Mir kam dabei die Königin von Jordanien in den Sinn, Rania Al-Abdullah (geb. 31.8.1970) – eine Frau mit dem Äußeren eines Supermodels und dem Herzen eines Engels. Ihre Lebensgeschichte ist erstaunlich, denn sie hat die klassische Vorstellung von dem passiven und unterdrückten Leben einer Frau in der muslimischen Welt völlig zerschlagen. Rania wurde in einer Familie geboren, die keinerlei Bezug zur

Monarchie hatte. Ihr Vater war ein einfacher Arzt und noch dazu ein Flüchtling. Doch sie wurde schon im Alter von 29 Jahren Königin und zu einer der am meisten geachteten Frauen der Welt.

Wie das möglich ist? Für eine Frau mit dem siebten Level an sexueller Energie ist einfach alles möglich!

„Ich habe sie nur ein einziges Mal angesehen und begriffen: Sie ist einzigartig, und eine andere möchte und brauche ich nicht", so beschreibt Abdullah II. (damals noch als Prinz) seine erste Begegnung mit Rania. Das Interessanteste dabei ist, dass sie nicht nur von dem Prinzen, sondern der gesamten Familie des Monarchen geliebt wurde. Der Vater des Bräutigams, der damals noch amtierende König Hussein, kam persönlich in das Haus von Ranias Vater und bat um ihre Hand für seinen Sohn. Und die Mutter des Königs Hussein, die Königin Saina, sagte Rania voraus, dass sie zu einem schmuckvollen Edelstein ihrer Dynastie werden würde.

Und noch etwas ist interessant: Zuerst war Abdullah noch nicht der Thronfolger. Den Thron hätte sein Onkel Hassan einnehmen sollen. Doch bald nach der Heirat des Prinzen mit Rania schrieb der König Hussein sein Testament um und befahl seinem Sohn, den Thron zu besteigen. Als im Jahr 1999 Abdullah II. König wurde, erhielt Rania den Status der Königin von Jordanien und gilt seither als die jüngste und schönste Königin unter allen Monarchinnen der Welt.

Nun hat Rania alles, wovon eine Frau nur träumen kann: Schönheit, gegenseitige Liebe, eine glückliche Familie, Reichtum, ein tolles Leben, Macht, Achtung, Weltruhm. Es ist ehrenhaft für Königin Rania, dass sie ihren Weg als Star würdig zurücklegt. Noch im Jahre 1995 organisierte sie ihre erste Stiftung, die *Jordan River Foundation*, zu deren Hauptanliegen es gehört, das Leben der Frauen und Kinder in Jordanien zu verbessern. Rania hatte beschlossen, dass sich die Menschen nicht nur an ihren jugendlichen Charme und ihre Schönheit erinnern sollten, sondern auch an ihre guten Taten:

- Sie wurde zur Initiatorin einer umfassenden Kampagne im Kampf gegen die Gewalttätigkeit gegen Kinder.
- Sie führte globale Reformen im Bereich der Bildung und des Gesundheitswesens durch.
- Sie verhilft Frauen zu einer Teilhabe am ökonomischen Leben des Landes, wie z.b. verantwortungsvolle Posten einzunehmen, am Geschäftsleben teilzunehmen, eigene Unternehmen zu gründen usw.
- Sie übernimmt Patenschaften für Projekte, die mit dem Tier- und Naturschutz verbunden sind.
- Während der Zeit des Nahostkonflikts spendete sie persönlich Blut für Verwundete.
- Sie organisiert verschiedene Aktionen, um den Frieden zu erhalten.
- Sie schreibt und verlegt Kinderbücher.

Und es gibt noch so viel mehr, was diese wunderbare Frau an guten Werken vollbringt und vollbracht hat.

Jetzt ist Rania schon etwas über vierzig Jahre alt, sie ist Mutter von vier Kindern und nach wie vor eine schöne, junge und aktive Frau. Sie erlangte einen unglaublichen Erfolg als Frau und als Monarchin, und für mich steht eines ganz ohne Zweifel fest: Diese Frau beherrscht die Geheimnisse der Kunst der intimen Gymnastik. In der ganzen Welt erwies sich Rania als die einzige Frau, die man ohne Zweifel der siebten Energiestufe zuordnen kann. Alle anderen Frauen, die auf diese „Rolle" hin durchleuchtet wurden, wie z.B. Silvia, Königin von Schweden, Madonna (vor allem wegen ihrer Wohltätigkeit), Oprah Winfrey, Angelina Jolie, Sandra Bullock u.a. konnten nicht bestehen, vor allem nicht in Hinsicht auf ihr Privatleben.

Liebe Leserin, vielleicht kennen Sie ja eine Frau, die auf der siebten Stufe ist? In diesem Fall würde ich Sie herzlich bitten, mich zu informieren.

Gerne fasse ich deshalb an dieser Stelle noch einmal die Merkmale der siebten Ebene zusammen: Eine Frau der siebten Ebene ist erfolgreich und finanziell abgesichert bzw. sehr reich, sie führt ein rundum perfektes Leben, gibt sich ihrer Lieblingsbeschäftigung und Lebensaufgabe hin und ist zusätzlich für die Allgemeinheit wohltätig und unterstützt Menschen, denen es schlechter geht.

Zum Glück ist die anbrechende Ära des Wassermanns eine Epoche des Erweckens der schöpferischen Kraft der Frau, und ich bin davon überzeugt, dass immer mehr Frauen diese siebte Stufe erreichen werden. Die Gefahr der siebten Ebene ist die Selbstaufgabe oder, im Gegenteil, der Kult um die eigene Person. Die Aufgabe dieser Ebene ist deshalb, die Balance im Leben aufrecht zu erhalten und nicht in Extreme zu verfallen.

Während man andere Menschen heilt, sollte man auch immer daran denken, sich selbst zu heilen bzw. heil zu bleiben, und sollte auch nicht vergessen, die eigene sexuelle Energie aufrecht zu erhalten.
Genießen Sie das Leben voller Freude und teilen Sie Ihr Glück mit der ganzen Welt. Denn wahre Freude und echtes Glück kann man anderen nur schenken, wenn man es selbst in sich trägt.

Es gibt Frauen, die bereits mit einer hohen weiblichen Kraft und starker Sexualenergie zur Welt kommen. Ein Leben auf der siebten Ebene ist ihnen vorherbestimmt, sodass sich ihr Stern von Geburt an auf der Umlauflaufbahn von Erfolg und Ruhm befindet.
Leider jedoch muss die Mehrheit der Frauen viele Anstrengungen unternehmen und einige Barrieren überwinden, bevor ihr Stern zu leuchten beginnt und sich am Horizont Erfolg und Reichtum zeigen.
Gleichzeitig sollte niemand auf Frauen neidisch sein, denen scheinbar alles im Leben leicht gelingt. Wir haben alle unseren individuellen Lebensweg, den niemand anderes für uns gehen kann. Dies macht aber auch die Einzigartigkeit und das Wunderbare des menschlichen Lebens auf der Erde aus. Alle „Stars" sind auch nur Menschen, die ihren vorbe-

stimmten Weg zielstrebig gehen. Sie alle hatten einen Traum, den sie sich mit Beharrlichkeit erfüllten, ungeachtet aller Hindernisse, Zweifel und Ängste. Dafür wurden sie letztendlich von dem Leben belohnt.

Ich möchte auch nochmals betonen, dass eine reiche Existenz keinen Sinn machen würde, wenn es die einzige auf der Erde wäre. Wir sind alle miteinander verbunden und haben unsere ganz persönliche Bestimmung, egal, wie auch immer diese aussehen mag (Ehefrau, Mutter, Ärztin, Hausfrau, Lehrerin, Schauspielerin, Königin usw.). Grundlegend haben wir alle die gleiche Aufgabe: anderen Menschen, egal, ob im kleinen oder großen Rahmen, zu helfen, zu dienen, sowie Liebe und Güte in die Welt zu tragen.

Eine Frau kann auch sehr glücklich sein und alles haben, was sie möchte, wenn sie sich auf der zweiten, dritten oder vierten Stufe der sexuellen Energie befindet. Nicht alle Frauen träumen von Weltruhm und Reichtum, und natürlich wollen und können nicht alle einen Wirtschaftsmagnaten heiraten.

Ich möchte Ihnen jetzt aber noch ein Geheimnis mitteilen: Jede Stufe der weiblichen Kraft lässt sich nochmals in drei Unterstufen einteilen. Diese sind

- schwach entwickelte Merkmale der Stufe,
- mittlere ausgeprägte Merkmale der Stufe und
- sehr stark ausgeprägte Merkmale der Stufe.

Dies bedeutet, dass eine Frau auf jeder Stufe Kräfte entwickeln kann, um die maximale Entfaltung ihres Sterns zu erreichen. Wenn man seine eigenen Beschränkungen und Blockaden erkennt und auflöst (z.B. Komplexe, sinnlose Überzeugungen, kein Vertrauen an die eigene Kraft), erfolgt die Offenbarung der Lebensaufgabe.

Auf welcher der sieben Stufen fühlten Sie sich beim Lesen am besten und dachten spontan: *„Das ist meine Ebene!"*? Dieses Erkennen allein ist schon wunderbar und zeigt, dass dies genau Ihre Stufe ist.

Entwickeln Sie Ihre sexuelle Energie, vervollkommnen Sie sich und lösen Sie Ihre eigenen Beschränkungen auf, und Sie werden sehen, dass Sie Ihren Lebensplan und Ihre Lebensaufgabe wunderbar erfüllen werden.

Alle Techniken und praktischen Übungen in diesem Buch sind speziell dafür vorgesehen, ehrliche Herzenswünsche wahr werden zu lassen! Was auch immer in Ihrem Leben geschehen mag, an Eines sollten Sie denken: Wenn Sie als Frau zur Welt gekommen sind, sind Sie eine Zauberin. Und das bedeutet: Sie können ALLES!

Der Glaube an sich selbst und der Glaube an den eigenen Glücksstern sowie die Vervollkommnung der sexuellen Energie, wird wahre Wunder bewirken.

Und das heißt, dass Ihnen ALLES GELINGEN wird!

Die Zauberformel des Erfolgs

„Was Du Dir vornimmst, lässt er Dir gelingen!"
Hiob 22:28

Zum Abschluss unserer „Reise" (*und ich möchte mich eigentlich noch gar nicht von Ihnen trennen...*), werde ich Ihnen noch eine wunderbare Übung vermitteln, eine besondere Art der mentalen „Aufladung". Es ist ein mächtiges und positives Programm, sowohl für das Bewusstsein als auch für das Unterbewusstsein, welches Erfolg und Wohlstand im Leben anzieht.

Ich möchte darauf hinweisen, dass dies kein Gebet ist, sondern ein spezieller Text der Selbstprogrammierung, daher wird die Aussage *„Ich befehle"* zugelassen. Er wird Ihnen helfen, innere Konflikte und negative Lebensszenarien zu überwinden (genetischer Art oder erworbene).

Diesen Text sollte man dreimal wiederholen, am besten gleich morgens nach dem Aufwachen und abends, bevor man sich schlafen legt. Das sind die besten Zeiten, um durch Selbstprogrammierung das Unterbewusstsein zu erreichen und Heilprozesse in Gang zu setzen. Man sollte mindestens einen Monat lang diesen Text jeden Morgen und jeden Abend lesen. Ihr Bewusstsein und Unterbewusstsein werden diesen Text dann schon sehr bald auswendig können, was auf jeden Fall von Vorteil ist.

Der persönliche Glücksstern – eine mentale Übung

Im Namen meines Seins,
meines „ICH BIN“,
bin ich nun bereit und öffne mich,
damit das Licht der göttlichen Liebe und der Gnade
den Weg für Energieflüsse der Fülle in meinem Leben befreien wird.

Es fließt nun frei die Fülle der Liebe und Gesundheit,
die Fülle des Erfolgs und der Freude,
die Fülle des Geldes und aller Güter dieser Erde.

Von nun an und für immer,
bin ich frei von allen Begrenzungen.
Ich bin offen für den mächtigen goldenen Fluss der kosmischen Fülle,
für die geistigen und körperlichen Güter.
Ich beginne ein neues, freies und fröhliches Leben
und danke dem Schöpfer aller Wesen.

Ich bitte die Kraft meines göttlichen Seins,
meines „ICH BIN“,
für mich eine glückliche Welt
durch die weltweite Liebe und dem Wohlgefallen zu erschaffen!

Im Hier und Jetzt ziehe ich jeden Tag die idealen Umstände an.
Dies sind irdische, optimale Bedingungen,
wichtige Menschen für mich und alle Mittel,
um meinen göttlichen Lebensplan auf der Erde bestmöglich zu erfüllen!

Es geschehe. Es geschehe. Es geschehe.

Die Praxis hat bewiesen, dass die positiven Veränderungen im Leben noch rascher eintreten, wenn man alles auf einen Datenträger speichert (z.B. CD, Handy oder MP3-Player) und zur angegebenen Zeit abhört. So werden die heilenden Prozesse in Ihrem Bewusstsein noch rascher einsetzen.

Möge Ihr Leben immer besser werden!

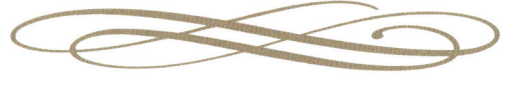

Nachwort

Meine liebe Leserin,

ich bin sehr stolz auf Sie! Haben Sie bemerkt, dass Sie nach der Lektüre jeder Seite dieses Buches **schöner, sexuell anziehender, weiblicher und weiser geworden sind?** Sie haben gelernt, sich selbst, Ihren Körper und Ihre Wünsche besser zu verstehen. Und das ist erst der Anfang! Sobald Sie die Kraft der sexuellen Energie entwickelt haben und diese in vollem Umfang beherrschen, können Sie Ihre kühnsten Träume Wirklichkeit werden lassen. Das Wichtigste dabei ist, die Übungen der intimen Gymnastik täglich auszuführen. Freuen Sie sich am Leben, Seien Sie für all das Gute dankbar, was bereits in Ihrem Leben ist. **Vervollkommnen Sie sich immer mehr!** Ich werde Ihnen dabei mit Vergnügen zur Seite stehen.

Mein nächstes Buch „Venus-Code 2", wird die weiter fortgeschrittenen Übungen der Entwicklung und Steuerung der sexuellen Energie behandeln, die *KASKADEN*. Eine *Kaskade* ist meine persönliche, geheime Methode, die es nicht nur gestattet, die eigene sexuelle Energie anzuheben und zu vervollkommnen, sondern auch Lebensereignisse zielgerichtet steuern zu können, das Gewünschte anzuziehen und es maßgeblich zu beeinflussen und gleichzeitig die eigene weibliche Stärke **gut und effektiv** zu nutzen, ohne dabei andere Menschen zu manipulieren.

Natürlich wird es auch viele neue Übungen geben: östliche, altslawische, griechische, lateinamerikanische, und, und, und... Jede dieser Übungen repräsentiert einzigartiges Wissen und ist ein wertvolles Erbe unserer Vorfahren.

Bis bald!

In Liebe

Svitlana Regittnig

Danksagung

Mein Dank geht an erster Stelle an meinen Mann –
für seine Liebe, seine Begeisterung und seine großartige Unterstützung.

Ich möchte mich außerdem ganz herzlich bei allen meinen Helfern
bedanken – ich bewundere Euch: Viktoria Tumali, Gudrun Mik,
Vicki Yung, Kristina Trautwein, Irina und Thomas Hagen,
Jerzey Nacewicz, Ralf Krüger, PD Dr. Björn Seidel-Dreffke.

Die professionelle Arbeit dieser Menschen, ihre unendliche Güte und ihre
leuchtenden Herzen machen jeden Tag unsere Welt besser
und Menschen glücklicher!

Meine zärtlichsten Worte der Dankbarkeit richte ich an meinen Sohn –
mein Helfer, Inspirator und bester Freund. Meine phantastische
Homepage und viele andere wunderbare Dinge
wurden von ihm gestaltet.

Und auch Dir, meiner lieben treuen Mama, danke ich von Herzen für
Deine Liebe und Unterstützung – zu jeder Zeit und in allen Belangen,
…und weil Du immer an mich glaubst.

Ich liebe Euch!

Über die Autorin

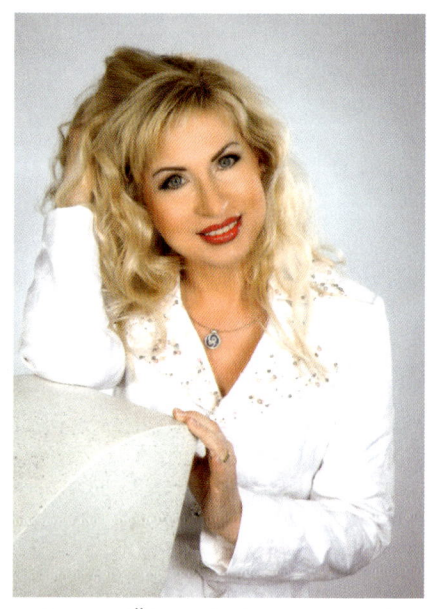

Svitlana Regittnig ist Dipl. Psychologin (summa cum laude), Dipl. Kauffrau, Forscherin und Autorin. Sie ist Expertin für DNA-Psychologie, emotional-bildliche Therapie, körperlich-orientierte Therapie, Mentalcoaching und Energietherapeutin. Zudem ist Svitlana Regittnig eine Meisterin für weibliche altslawische und altertümliche östliche Praktiken – seit mehr als 20 Jahren. Sie ist Autorin neuer psychologischer Tests, Diagnostik sowie Behandlungsmethoden, darunter spezielle Techniken, Programme zur Stressüberwindung, Rehabilitation posttraumatischer Situationen, Überwindung von Misserfolgen, Aktivierung von verborgenen und latenten geistigen Fähigkeiten, physio-energetischer Ressourcen, Erfolgsmotivation und die Realisierung von Zielen. Die berühmtesten unter diesen Methoden sind *BrainUpdate*, *Kaskade-Methode* und *Kristall-Matrix 31*. Auf deren Basis sind spezielle Gruppentrainings, Seminare und individuelle VIP-Trainings entwickelt worden.

Svitlana Regittnig ist die Begründerin des Projektes „VenusCode", einer berühmten Seminarreihe und VIP-Trainings für Frauen. Tausende Frauen weltweit haben den „VenusCode" schon kennengelernt und konnten so ihr Leben zum Besseren verändern. Sie ist zudem die Gründerin der neuen Wissenschaftsrichtung, der *NUM-Psychologie* (Zahlenpsychologie).

Weitere Informationen über Svitlana finden Sie hier:
www.dna-psychologie.eu

Stichwort- und Quellenverzeichnis

(1) **Kung-Fu** (功夫): bedeutet in der Übersetzung aus dem Chinesischen so viel wie – *verstärktes Training, Meisterschaft*. Daher bezieht sich dieser Ausdruck nicht nur auf die Meisterschaft im Kampf, sondern auch auf jede Art von Beschäftigung, für deren Aneignung man eine besonders lange Zeitspanne und besonderer Anstrengungen bedarf.

(2) **Östrogene** sind weibliche Geschlechtshormone, die durch Eizellen erzeugt werden sowie den Kortex der Nebennieren und die Plazenta. Natürliche Östrogene im Organismus der Frau sind Estradiol, Estron und Estriol.

(3) www.pflegewiki.de/wiki/Diaphragma

(4) Das **Sonnengeflecht** befindet sich in der Mitte des Oberbauches, unterhalb der Rippen. Man nennt es auch Solarplexus. – eingefügt

(5) Jeder Mensch hat **sieben Chakren**, verteilt vom Scheitel bis hinunter zum Schritt. Chakren sind die Energiezentren des Körpers, durch welche Lebensenergie einströmt und an die entsprechenden Körperstellen bzw. verbundenen Themen und Emotionen weitergeleitet wird.

Bildquellen

(1) https://italyxp.com
(2) Chinesische Schönheit, Privatarchiv Svitlana
(3) Wu-Klan, Privatarchiv Svitlana
(4) Schriftzeichen Ying, Pri
(5) Drache und Taube, Privatarchiv Svitlana
(6) Konkubine, Privatarchiv Svitlana
(7) www.chinese-word.com
(8) Yin und Yang, *Wikipedia*
(9) www.chinese-word.com
(10) Konkubine, Privatarchiv Svitlana
(11) http://factsanddetails.com/media/2/20080225-Concubine%20Yang%2020Guifei.jpg
(12) https://upload.wikimedia.org/wikipedia/commons/b/b0/Knidos_capitolian01_pushkin.jpg
(13) bis (17), Privatarchiv Svitlana
(18) bis (22) Melina Kutza
(23) bis (24) Russisches Anatomiebuch, bearbeitet von Svitlana
(25) Rose, Privatarchiv Svitlana
(26) Russisches Anatomiebuch, bearbeitet von Svitlana

(27)   Konkubine, Privatarchiv Svitlana
(28)   Konkubine, Privatarchiv Svitlana
(29)   bis (35) erstellt von Svitlana
(36)   Konkubine, Privatarchiv Svitlana
(37)   bis (43) erstellt von Svitlana
(44)   Mona Lisa
(45)   farbenfrohe Konkubine, Privatarchiv Svitlana
(46)   Konkubine mit Jade-Eiern, Privatarchiv Svitlana
(47)   bis (52) Animation
(53)   https://kknews.cc/history/xmak8o.html
(54)   bis (59) Animation Svitlana
(60)   https://kknews.cc/history/xmak8o.html
(61)   Schambein-Steißbein-Muskel
(62)   Animation Svitlana
(63)   grüne Jade-Eier, Privatarchiv Svitlana
(64)   Animation Svitlana
(65)   Animation Svitlana
(66)   http://xtt751071349like.lofter.com/post/1cb87bae_3220a0a
(67)   Animation Brust 1 Svitlana
(68)   Animation Brust 2 Svitlana
(69)   chin. Bild Vogel Dornen, Privatarchiv Svitlana
(70)   chinesische Kraniche, Privatarchiv Svitlana
(71)   Kranich, Privatarchiv Svitlana
(72)   Sonnenvogel, Privatarchiv Svitlana
(73)   Fenghuang, Privatarchiv Svitlana
(74)   „Die Führende" von Nicholas Roerich
(75)   Pfau blau, Privatarchiv Svitlana
(76)   Pfau groß, Privatarchiv Svitlana
(77)   Geisha, Privatarchiv Svitlana
(78)   https://de.wikipedia.org/wiki/Cixi#/media/File:Empress-Dowager-Cixi1.jpg
(79)   Roxelane, https://de.wikipedia.org/wiki/Roxelane
(80)   Fenghuang, Privatarchiv Svitlana